부모라면
반드시 바꿔줘야 할
36가지
나쁜 습관

Original Japanese title: KODOMO WO 「DAME NA OTONA」 NI SURU 36 NO WARUI SHUKAN
Text copyright © Eiko Tajima 2017
Original Japanese edition published by Nippon Jitsugyo Publishing Co., Ltd
Korean translation rights arranged with Nippon Jitsugyo Publishing Co., Ltd
through The English Agency (Japan) Ltd. and Duran Kim Agency

부모라면
반드시 바꿔줘야 할
36가지
나쁜 습관

육아 스트레스를 확 줄이는 워킹맘의 육아 팁

다지마 에이코 지음 | 최말숙 옮김

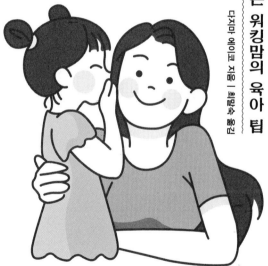

BM 황금부엉이

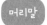

머리말

행복한 육아를 꿈꾸는 엄마, 아빠에게

지금 어떤 고민을 하고 있나요?

지금 행복하게 육아를 하고 있나요?

'어떻게 하면 아이를 잘 키울 수 있을까' 하고 생각하지는 않았나요?

저는 세 아이를 키우며 늘 이렇게 고민했습니다. 잘 키우려고 애쓸수록 육아가 즐겁지 않았고, 진정한 의미에서 행복한 육아도 하지 못했습니다.

그러던 어느 날 문득 깨달았습니다.

제가 행복하게 육아를 할 수 없었던 것은 누군가에게 "아이는 그렇게 키우면 안 돼."라는 말을 들을까 봐 두려웠기 때문이었습니다.

남편에게, 시부모님에게, 친정 부모님에게, 친지들에게, 주위 사람들에게 아이를 잘못 키우고 있다는 말을 듣고 싶지 않았습니다. 아이를 잘 키운다는 말만을 듣고 싶어서 노력해 왔습니다.

잘 키우고 있다고 칭찬해 주는 사람에게 '참 잘했어요' 도장을 받고 싶어서 육아에 매달렸다는 사실을 깨달았습니다. 그제야 느긋한 마음으로 아이를 키우지 못했다는 사실도 알아차렸습니다.

사랑이 아닌 두려움에서 오는 행동은 행복을 가져다주지 않습니다.

육아에 '정답'이란 애당초 존재하지 않습니다.

육아는 스스로 결정하는 것입니다.

스스로 결정해도 됩니다.

그렇다고 하더라도 좋은 육아에 대한 지침은 필요하겠지요.

그럼 어떤 목표를 가지고 육아를 해야 할까요?

첫 번째는 몸과 마음이 건강한 아이로 키우는 것입니다. 질병이나 장애를 안고 있더라도 아이 나름대로 건강하게 성장하도록 도와주어야 합니다. 심신의 건강이 모든 것의 토대가 됩니다.

두 번째는 기본적인 생활습관을 익히게 하는 것입니다.

세 번째는 아이 개성을 키워 주는 것이고, 네 번째는 가정이나 어린이

집, 유치원, 학교 등에서 집단생활을 통해 사회성과 협동성을 길러 주는 것입니다.

그리고 마지막으로 자립생활이 가능하도록 지식이나 능력, 판단력, 실행력 등을 익히게 하는 것입니다.

"와, 이렇게나 많아."라고 미리 겁먹지 마세요.

아이가 독립하려면 20년 정도가 걸립니다. 그 긴 시간 동안 조금씩 가르치면 됩니다. 결과가 나오는 것은 20년 후이니 부모도 그 20년 동안 아이와 함께 성장해 가면 됩니다.

그리고 이 모두를 부모가 다 가르쳐야 하는 것도 아닙니다. 선생님이나 친구, 선배나 후배 등 아이가 만나는 모든 사람과 모든 상황에서 배우는 것입니다.

아이는 성장하면서 어떤 사람들을 만나고 어떤 일들을 경험하게 될까요? 부모는 어떤 역할을 해야 할까요?

남의 평가나 실패를 두려워하지 말고 아이에게 온전한 사랑을 베푸는 부모가 되어 주세요.

이 책은 육아서이지만 관점을 바꾸어 보았습니다.

훗날 아이가 커서 사회에 나갔을 때 어떤 사람이 '꼭 필요한 존재'일까요?

예를 들면 인사 담당자라면 어떤 사람을 채용할까요?

상사라면 어떤 직원을 원할까요?

동료라면 어떤 사람과 함께 일하고 싶을까요?

거래처 직원이라면 어떤 고객을 원할까요?

남편이나 아내라면 어떤 사람과 함께 살고 싶을까요?

이런 관점에서 육아 목표를 정한다면 쉽게 이미지화할 수 있습니다. 목표를 구체적으로 이미지화하면 아이의 부족한 부분이 명확해집니다. 부족한 부분을 어떻게 보완할지도 알 수 있습니다.

목표가 명확해지면 타인의 평가에 대한 두려움이나 미래에 대한 불안감은 사라지고 행동의 방향성이 결정됩니다.

이 책의 목표는 아이를 사회에서 인정받지 못하는 '쓸모없는 어른'으로 키우지 않는 것입니다. 그 목표를 실현하기 위해서 아이의 나쁜 습관을 바로잡을 수 있는 요령을 소개합니다. 좋은 습관을 기르는 것도 중요하지만 그 전에 먼저 나쁜 습관을 고쳐야 합니다.

아이는 부모의 행동을 보고 그대로 따라합니다. 아이의 나쁜 습관을 바로잡기 위해서는 부모 자신의 나쁜 습관부터 고치도록 노력해야 합니다.

육아는 언젠가는 끝납니다. 그때 "완벽하지는 않았지만 최선을 다했어."라고 말할 수 있도록 지금부터 노력해 보세요. 아이가 몇 살이든 상관없습니다.

이 책이 아이의 나쁜 습관을 바로잡고자 애쓰는 부모들에게 도움이 되기를 바랍니다.

—— 제1장 ——

성공적인
사회생활을
방해하는
나쁜 습관

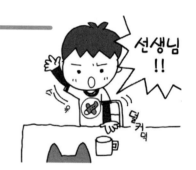

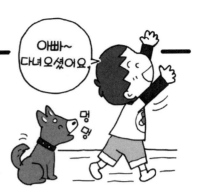

━ 제 2 장 ━

소극적인
사람으로
만드는
나쁜 습관

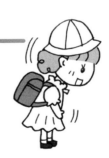
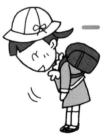

━ 제 3 장 ━

외톨이로
만드는
나쁜 습관

— 제4장 —

책임감 없는 사람으로 만드는 나쁜 습관

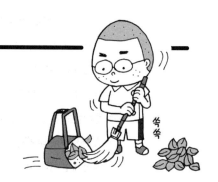

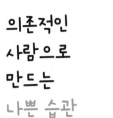

제 5 장

의존적인 사람으로 만드는 나쁜 습관

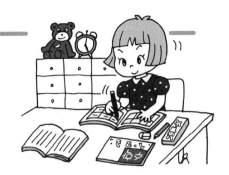

'낡은 상식'으로 미래를 생각하고 있지 않나요?

아이들이 성장할 미래란 어떤 세상일까요?

🔑 아이에게 어떻게 조언을 하고 있나요?

아이들에게 "너는 커서 어떤 사람이 되고 싶니?"라고 물어본 적 있나요? 그 질문에 아이들은 수많은 대답을 내놓습니다.

영화 속 영웅이나 우주비행사, 만화 속 주인공, 야구선수, 꽃가게 주인 ….

아이들은 꿈으로 가득한 미래를 상상합니다.
어른들은 아이들이 꿈을 이룰 수 있는 미래가 오기를 기원합니다.
아이들의 미래에 대해 우리 어른들은 어떤 생각을 하고 있을까요?
아이들에게 어떤 조언을 하고 있을까요?

"네가 하고 싶은 것을 해."

"일단 도전해 보자!"

이렇게 말하고 있나요?

'꿈보다는 현실을 택해야지.'

'모험보다는 무난한 것이 좋을 텐데.'

"꿈을 이룰 수 있는 사람이 몇이나 되겠니."

"탄탄한 회사에 취업하는 것이 좋아."

"해고가 쉽지 않은 정규직 사원이 되도록 해."

아니면 이런 생각이나 말을 아이들에게 전할 때가 많지 않나요? 소리 내어 말하지 않아도 속마음이 전해질 때가 많습니다.

부모의 진심을 알고 나면 아이들은 더 이상 꿈 이야기를 하지 않을 것입니다. 꿈꾸는 삶이 아니라 부모의 바람대로 좋은 직업을 갖기 위한 삶을 살아가겠죠. 좋은 회사에 입사하기 위해 명문대학에 진학하고 우수한 성적을 거두는 것이 최선의 길이라고 생각할 것입니다.

◎━ 꿈을 심어 주는 어른이 되어 주세요

"우리는 최고까지는 바라지 않아요. 단지 평범한 회사에 입사할 수 있도록 무난한 성적으로 평범한 대학을 나오는 것으로 만족해요."

이렇게 말하는 분도 있을지 모릅니다.

하지만 어느 쪽이든 아이의 '꿈'이나 '하고 싶은 일', '되고 싶은 사람'을 지지하는 대신 주변에서 볼 때 '바람직한 직업', '안정된 일'을 하기를 원하는 것이죠. 또 불행한 일이나 불안정한 일은 되도록 하지 않았으면 합니다.

아이가 원하는 일이 아니라 부모나 선생님이 시키는 일을 잘하는 아이로 키우고 있지는 않나요? 어른 말을 잘 듣고 성실하게 공부하는 것이 가장 좋다고 생각하지 않나요?

우리도 그렇게 커 왔습니다. 열심히 공부하라는 말을 따르는 동안 정작 하고 싶은 일이나 좋아하는 일을 직업으로 갖지 못했습니다. 그것이 어른이 되는 길이라고 생각했으니까요.

사회가 급속도로 발전할 때는 큰 문제가 되지 않았지만 앞으로 다가올 미래에는 육아 관점을 바꾸어야 합니다. 이제는 시키는 일만 하는 인재는 사회에서 인정받지 못합니다. 직업에 대한 인식의 전환이 필요한 시기입니다.

반면에 하고 싶은 일을 직업으로 삼은 사람도 있습니다. 꿈을 이룬 사람이 실제로 존재하는 것이죠. 가정 형편이 넉넉한 집에서 태어나거나 특별한 재능이 없더라도 꿈을 이루기 위해 계속 노력한다면 꿈을 현실로 바꿀 수 있습니다.

아이들이 끝까지 포기하지 않고 꿈을 실현해 하고 싶은 일을 직업으로 삼았으면 좋겠습니다. 즐겁게 일하며 살 수 있는 미래가 왔으면 좋겠습니다. 꿈꾸는 아이들을 응원하는 어른이고 싶습니다.

낡은 상식으로는 미래를 대비할 수 없습니다

꿈이 이루어지는 세상을 만들기 위해서는 지금까지 알고 있던 상식을 버려야 합니다.

'지금까지 알고 있던 상식'에 어떤 것이 있을까요?

지금처럼 앞으로도 계속 그럴 것이다.

내가 학생 때는 이랬다. 내가 회사에 입사했을 때는 이랬다.

성적이 우수하면 좋은 회사에 들어갈 수 있다.

명문대학에 진학하기만 하면 평생 먹고살 수 있다.

이제 이런 '상식'으로는 미래를 예측할 수 없습니다.

향후 10년 안에 많은 일자리가 없어진다고 합니다. 대부분의 단순 육체노동은 기계가 대체합니다. 서비스 분야도 AI 로봇이 대체할 전망입니다.

예를 들면 세계 최대 전자상거래 업체인 미국 아마존도 로봇이 물류 창고에서 상품 운반과 배치를 담당합니다. 인터넷으로 주문을 받으면 로봇이 창고 상품을 빠르게 찾아내 최단 경로로 운반합니다. 로봇이기 때문에 24시간 일해도 불평하지 않습니다. 감기에 걸릴 염려도 없고 휴가를 가지도 않습니다. 야간 근로수당을 줄 필요도 없습니다. 게다가 주문 후 2시간 이내에 출고도 가능합니다.

자율주행 자동차도 개발 중입니다. 개발이 완료되면 트럭이나 장거리 버스, 택시 운전기사도 머지않아 사라질 것입니다. 드라이브를 즐기기 위한 운전이 아니라면 사람이 직접 운전할 일도 없습니다.

마트 계산원도 사라질 것으로 예상됩니다. 계산원 업무가 기계화되는 것이 아니라 계산대 자체가 없어진다고 합니다. 가게에서 고른 상품을 가게 밖으로 가지고 나가면 자동으로 계산되는 시스템이 개발 중입니다.

사라지는 일자리가 있으면 반대로 새롭게 생기는 일자리도 있습니다.

제 아들은 현재 컴퓨터 시스템 엔지니어로 일하고 있는데 그 아이가 태어났을 무렵에는 없던 직업이었습니다. 우리 아이들이 어른이 되었을 때 어떤 일자리가 생길지 상상조차 할 수 없는 시대가 된 것이죠.

🔑 미래는 이직과 전직이 당연한 시대

직업관도 크게 변하고 있습니다. 평균 수명 연장과 저출산, 고령화로 연금제도가 축소되는 추세 속에서 이직은 당연한 시대가 되었습니다.

한 사람이 40여 년 동안 일한다고 생각하면, 사람이 일하는 시간보다 회사 수명이나 산업 수명이 더 짧을 수도 있습니다. 평생직장이라는 말은 사라진 지 오래입니다. 이직이 당연시되고 일자리를 선택하는 시대가 열리면서 직업 선택의 폭도 넓어졌습니다.

또 부업 금지 규정을 폐기하려는 움직임도 일고 있습니다. 최근에는 부업을 인정할 뿐 아니라 적극적으로 권하는 회사도 나오고 있습니다. 투잡이나 쓰리잡이 당연시되는 시대가 오고 있습니다.

우리 아이들은 격변하는 시대를 살아갈 것입니다.
세상이 어떻게 변할지 몰라서 불안할 수도 있습니다.

기존 상식에 얽매여서는 미래 변화에 적응하기 어렵습니다.

낡은 상식에서 벗어나 새 시대에 유연하게 대처할 수 있는 힘을 가져야 합니다.

그와 더불어 어느 시대에나 통용되는 보편적 가치를 습득해야 합니다.

40년이란 긴 시간 동안 한 직장에서 일하는 시대는 끝났습니다. 우리 아이들이 직업세계로 뛰어들 미래에는 이직과 전직이 더욱 활발해질 것입니다. 이 책에서는 아이들이 미래에 어떤 일을 하든 만족감과 성취감을 느끼며 일하려면 어떻게 해야 하는지, 어떤 힘이 필요한지 이야기합니다. 아이들이 고쳐야 할 나쁜 습관, 나쁜 습관이 몸에 밴 이유를 구체적으로 열거했습니다. 이것을 참고해 다가올 미래를 살아갈 아이들을 어떻게 이끌어야 할지 생각해 보세요.

◐—ᅴ 최선을 다하는 자세가 중요합니다

변화를 두려워하고 불안해하는 아이가 아니라 기대하고 기회로 여기는 아이로 키우는 방법, 아이에게 보편적 가치가 있는 바람직한 행동을 습관화시키는 방법, 아이가 어려움을 겪을 때 도와줄 수 있는 방법 등을 사례와 함께 알기 쉽게 풀었습니다.

예측할 수 없는 미래를 살아가는 것은 아이들이나 어른들이나 매한 가지입니다. 어른이라고 뭐든지 다 알아야 한다거나 대답해야 한다는 생각은 버리세요. 어른도 모를 수 있습니다.

알 수 없는 미래를 어떻게 살아갈 것인가요?

모른다고 아무런 대책 없이 수수방관할 것인가요?

모르지만 그때그때 최선을 다할 것인가요?

아이들에게 어떤 자세로 살아갈지 보여 주는 것이 중요합니다.

앞으로 어떤 미래가 올지 몰라도 상관없습니다. 희망의 빛이 있다고 믿고 계속 노력한다면 미래를 개척할 수 있다고 아이들에게 말해 주세요.

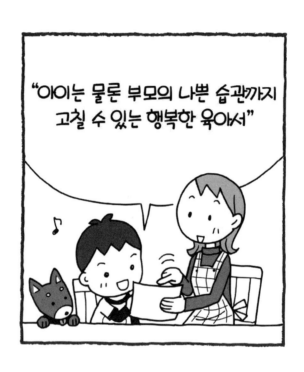

제 1 장

성공적인 사회생활을 방해하는 나쁜 습관

수업 중에 배가 아파도
화장실 가는 것을 참는다

⊶ 당연함의 기준, 아이 눈높이에 맞추세요

'수업 중이라고 배가 아픈데도 화장실 가는 것을 참으면 좋지 않다.'

이 이야기를 들으면 어떤 생각이 드나요? 당연하다고 생각할 수도 있습니다. 그렇다면 정말 당연한 일인지 한 번 더 생각해 보세요.

사람마다 당연함의 기준은 다릅니다.

참지 않는 것이 당연하다고 생각하는 사람은 배가 아파도 참는 사람이 있다는 사실을 상상조차 할 수 없습니다. 그런 사람이 선생님이라면 수업 중에 화장실 가는 것을 참는 아이가 있으리라곤 전혀 생각하지 못하겠죠.

반면에 당연히 참아야 한다고 생각하는 선생님이라면 표정이 안 좋은 아이를 발견하곤 "화장실에 가고 싶은 사람은 없나요?"라고 물을 수 있습니다.

어떤 생각이 좋고 나쁜 것이 아니라 기준이 다를 뿐입니다.

사람들은 종종 나와 타인의 당연함이 다르다는 사실을 잊고 지냅니다. 육아를 할 때도 부모와 아이의 당연함이 다르다는 사실을 제대로 알아차리지 못합니다.

화장실에 가는 것이 당연하다고 생각하는 부모는 아이에게 '참지 않는 방법'을 제대로 가르쳐 주지 못합니다. "화장실에 가고 싶으면 참지 말고 선생님에게 말하면 돼."라는 말밖에 할 수 없기 때문이죠.

그렇지만 화장실 가는 것을 참는 아이는 선생님에게 어떻게 말해야 하는지 방법을 모릅니다. 제대로 된 의사표현을 할 수 없어 계속 참을 뿐이죠. 참지 말고 말하라고 일러도 아이들은 좀처럼 입을 떼지 못합니다.

🔑 감정 표현에 서툰 아이

수업시간에 수업과 관계없는 일로 선생님 주의를 끌기는 어렵습니다. 더구나 배가 아파 화장실에 가고 싶다고는 더 말이죠. 창피한 마음과 수업을 방해하고 싶지 않은 마음을 누르고 선생님에게 말해야 하는 상황을 상상해 보세요. 선생님을 부르려면 상당한 용기가 필요하죠.

그렇다면 아이들에게 어떻게 창피함을 이겨 내고 의사표현을 할 수 있는지 구체적인 방법을 알려 주어야 합니다.

먼저 손을 들고 큰 소리로 선생님을 부릅니다. 선생님의 시선이 아이에게로 향하면 선생님에게만 들릴 정도의 목소리로 말합니다. "화장실에 가고 싶어요."

이 순서대로 아이에게 손을 들고 "선생님!" 하고 큰 소리로 부르는 연습을 시켜 보세요. 대화 요령을 모르는 아이에게 "화장실에 간다고 말하면 돼."라고만 알려 주는 조언은 무의미합니다.

배변을 참는 습관이 있는 아이는 생각보다 훨씬 많습니다. 고통스러워도 배변을 참는 어른 역시 많기 때문이죠.

제가 예전에 근무하던 직장에서는 "아직은 괜찮아요."가 입버릇인 사람이 있었습니다. 아직은 참을 만하다는 의미였겠지만 그 말을 했을 때는 이미 괜찮지 않은 상태였습니다. 과중한 업무에 시달리다가 몸이 안 좋아져 회사를 쉬는 날이 종종 있었습니다.

어쩌면 아이들은 감정을 말로 표현할 줄 몰라 많은 것을 참고 있는지도 모릅니다. "참지 않아도 돼."라는 말로는 부족합니다. 자신의 감정을 어떻게 표현하면 되는지 구체적으로 알려 주세요.

🔑 참는 것만이 능사는 아니다

무조건 참는 습관이 좋지 않은 이유는 무엇일까요? 이런 아이들은 용기 내어 선생님에게 자신의 상황을 말하지 못하고 단지 인내함으로써 어려움을 극복하기 때문입니다.

어려움을 극복하기 위해 무조건 참는 습관을 들이면 사회생활이 힘들어집니다. 곤란한 상황은 인내만으로는 해결되지 않기 때문이죠. 회사에서 문제가 발생했을 때 상사가 "왜 바로 보고하지 않았나요?"라고 물어도 제대로 대답하지 못합니다. 나중에는 "선생님이 내 말을 안 들어 주어서 화장실에 못 갔어요."라고 대답하는 아이처럼 남 탓을 할지도 모릅니다.

요즘 젊은이들은 하고 싶은 일이나 처한 상황을 나서서 말하지 않고 누군가 자신의 이야기를 먼저 들어 주기를 바랍니다. 아니면 그냥 참거나 다른 사람 탓으로 돌리곤 합니다. 입사 면접 때 "어떤 일을 하고 싶은가?"라는 질문을 받으면 뻔한 대답밖에 못하는 어른이 되는 것입니다.

🔍 좋은 습관 가이드

아이의 첫 사회생활에서 중요한 문제인 화장실 의사표현. 아이와 함께 평소에도 "화장실에 가고 싶어요."라고 말하는 법을 연습해 보세요.

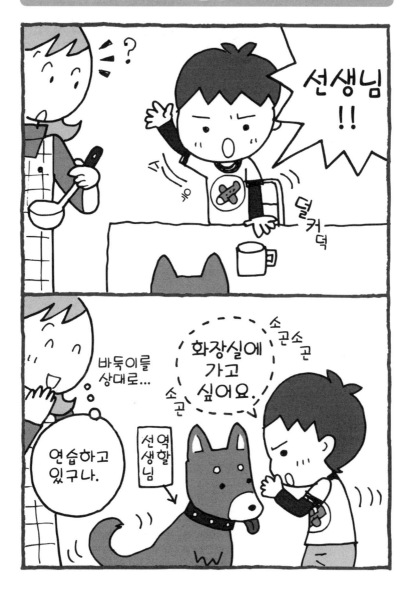

큰 목소리로
자신감 있게 말하지 못한다

작은 목소리는 상대방에게 스트레스를 줍니다

목소리 크기 이야기를 해 볼까 합니다. 목소리는 너무 작아도 너무 커도 좋지 않습니다. 목소리가 작으면 듣는 사람이 잘 알아듣지 못합니다. 상대방이 작은 목소리로 말할 때 무슨 말을 하는지 귀 기울여 듣거나 대화가 원활하지 않아서 스트레스를 받은 경험이 있지 않나요?

반대로 다른 사람과 대화할 때 작은 목소리로 대답하면 자신은 의도하지 않았더라도 상대방에게 스트레스를 줄 수 있습니다. 큰 스트레스는 아니더라도 상대방은 기분이 상할 수 있습니다. 왠지 모르게 '존중받지 못했다'는 메시지를 전하기 때문이죠.

상대방 목소리 크기에 맞추어서 잘 들리는 목소리로 대답하는 것은 상대방에 대한 예의입니다. 상대방을 인정하는 마음이 목소리로 전해지는 것이죠.

어른이 질문하면 제대로 대답하지 못하는 아이들이 늘고 있습니다. 고개만 끄덕이거나 아무 대답도 하지 않는 아이를 본 적이 있을 것입니다. 이런 아이들이 커서 시원스럽게 대답하는 어른이 될 수 있을까요?

또박또박 명료하게 말하는 아이로 키우고 싶다면 훈련을 해야 합니다. 어렸을 때부터 몸에 익히는 것이 제일 좋습니다.

대화를 나눌 때 상대방에게 잘 들리는 목소리로 말하게 하려면 어떻게 가르쳐야 할까요? 내가 잘하는 것과 남을 잘 가르치는 것은 전혀 다릅니다.

우선 자신이 어떻게 말하고 있는지 되돌아보세요.

상대방 목소리를 듣고 상대방이 말을 걸어 왔음을 알아차립니다. 그후 상대방 질문에 대답합니다. 그러면서 자신의 목소리가 상대방에게 잘 들리는지 눈으로 확인합니다. 잘 안 들리는 것 같으면 목소리 크기를 자연스럽게 조절합니다.

우리는 이 일련의 과정을 무의식중에 취합니다. 무심결에 하는 행동을 아이도 할 수 있도록 훈련으로 이끌어 주어야 합니다.

🔑 대화의 기본, 상대방을 바라보며 대답하기

대화할 때 상대방을 쳐다보지 않거나 작은 목소리로 말한다면 지금이 기회이니 아이와 함께 그 습관을 고쳐 보세요.

질문에 대답할 때는 상대방을 바라보며 관찰해야 합니다. 그리고 내 목소리가 잘 전달되는지 확인하면서 말해야 합니다. 상대방의 목소리가 잘 들린다면 그 크기에 맞추어 말하면 됩니다.

아이에게 가르칠 때는 누가 말을 걸면 그 사람을 바라보며 대답하라고 가르쳐 주세요. 엄마가 아이에게 말을 걸 때라면 엄마를 보면서 대답하라고 시키세요.

상대방을 바라보며 대답하면 목소리 크기를 맞추기도 쉽습니다. 아이가 잘 들리지 않는 목소리로 말한다면 그냥 넘기지 말고 "뭐라고 했어? 잘 안 들려."라고 짚어 주세요. 평소 대화에서도 잘 전달되는 목소리로 말하는 훈련이 필요합니다.

🔍 좋은 습관 가이드

작은 소리로 웅얼거리거나 자신감 없이 말을 얼버무리는 아이에게는 상대방을 바라보며 말하도록 격려해 주세요. 그리고 상대방의 목소리 크기에 맞추어 대답하도록 알려 주세요.

학교에 가지 않는 날은
양치질을 안 한다

🔑 매일 해야 하는 일상의 습관

주말이나 방학처럼 학교에 가지 않는 날에는 양치질을 안 하려는 아이들이 있습니다. 부모 입장에서는 어림도 없는 일이죠. 하지만 아이들에게 왜 쉬는 날에도 양치질을 해야 하는지 이유를 설명할 수 있나요? 쉬는 날에 늦잠을 자거나 게임을 해도 되는 것과는 다른 이유입니다.

그 이유는 양치질은 매일 해야 하는 중요한 일상의 습관이기 때문입니다.

학교에 가지 않는 날에는 뭐든지 자기 마음대로 해도 된다고 착각하는 아이들이 있습니다. 어른도 쉬는 날은 자유롭게 일상을 즐기고 싶기 때문에 아이에게도 마음껏 놀 수 있는 자유를 주고 싶어 합니다. 일상의 습관과 규칙을 명확하게 가르치지 않을 때도 있습니다.

하지만 마음대로 해도 되는 일과 규칙적인 습관을 지켜야 하는 일이 있다고 알려 주세요. 규칙적인 습관 중 하나가 바로 양치질입니다. 매일 밥을 먹듯이 양치질도 매일 해야 합니다.

쉬는 날에도 중요한 일상의 습관은 꼭 지키도록 가르쳐야 합니다. 학교에 가든 안 가든 하루하루는 중요한 시간이므로 소중히 보내라고 말해 주세요.

🔑 규칙적인 습관이 필요한 이유

학교에 가지 않는 날에는 아이들이 평소에 하지 못했던 일을 할 수 있는 자유시간을 가집니다. 그렇다고 늘 하던 일을 안 해도 된다는 것은 아니라는 점을 아이에게 알려 주세요.

할 일을 안 하는 아이를 그대로 방치하면 아이는 점점 더 할 일을 미룰 뿐입니다. 아이를 방치하지 않는 것이 어른의 역할이죠. 우선 아이가 왜 그런 행동을 하는지 살펴보세요. 그리고 원인을 파악했다면 아이에게 규칙적인 일상의 습관이 필요한 이유를 설명해야 합니다.

> ### 🔍 좋은 습관 가이드
> 학교를 가든 안 가든 소중한 하루입니다. 아이가 중요한 일상의 습관을 지키도록 계속 지켜보아 주세요.

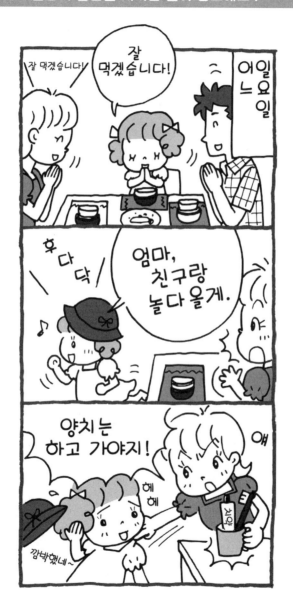

상대방을 배려하는
착한 거짓말을 못 한다

🔑 거짓말에 과잉반응을 보이지 마세요

아이가 거짓말을 하면 어른은 화를 냅니다. 하지만 거짓말은 우리가 가진 중요한 능력이기도 합니다.

거짓말을 하려면 거짓과 진실의 차이를 인지할 정도의 지성이 필요합니다. 진실이 아니란 것을 알면서도 이야기할 수 있는 힘도 뒷받침되어야 합니다.

아이들은 대개 만 3세가 되면서부터 거짓말을 시작합니다. 처음에는 목적 없이 단지 거짓말에 부모가 보이는 반응이 재미있어서 거짓말을 합니다. 즉 재미 삼아 하는 거짓말로 이때는 큰 문제가 되지 않습니다.

아이들은 커 가면서 목적을 가지고 거짓말을 하게 됩니다. 혼나지 않기 위해서나 불리한 상황에서 자신을 방어하려는 목적으로 사용하는 것이죠.

아이들이 정직하기를 바라는 어른들은 아이들의 거짓말에 충격을 받거나 상처를 입습니다. 아이들은 순수하다고 믿었던 사람들은 자신의 아이가 거짓말을 한다는 사실을 쉽게 받아들이지 못하기도 합니다.

하지만 아이들은 누구나 거짓말을 합니다. 약자인 아이들은 어른에게 혼나지 않기 위해서나 자신을 보호하기 위해서 거짓말을 하는 경우가 흔합니다. 아이가 거짓말을 했다고 해서 "우리 아이는 거짓말을 밥 먹듯 해요.", "부모와 아이 사이에 신뢰관계가 형성되지 않았어요.", "아이를 잘못 키웠어요." 같은 과잉반응을 보이지 않아도 됩니다.

아이가 약속을 지키지 않거나 잘못을 동생 탓으로 돌리거나 솔직하지 않을 때는 당연히 꾸짖어야 합니다. 거짓말하는 아이를 그대로 내버려 두면 안 됩니다. 그 대신 정직하게 말하는 법을 가르쳐 주세요. 거짓말을 하거나 자신의 잘못을 감춤으로써 상황이 복잡해지거나 문제해결에 시간이 걸린다고 알려 주세요.

아이가 거짓말을 했을 때는 단순히 "거짓말하면 안 돼."라고 반응하지 말고 거짓말이 왜 나쁜지, 거짓말이 어떤 영향을 미치는지 아이와 함께 생각해 보는 시간을 가지세요. 그리고 습관처럼 거짓말하는 아이들은 '정직하게 말하면 엄마가 이해해 준다', '정직하게 말하는 편이 문제해결이 빠르다'는 것을 경험으로 배울 수 있게 도와주세요.

○━ 거짓말이 필요할 상황도 있습니다

우리 어른들은 거짓말이 필요할 때도 있다는 것을 이해합니다.

그럼 어떨 때 거짓말이 필요할까요?

입원한 친구에게 병문안을 갔다고 생각해 보세요. 친구의 여윈 모습을 보고 그대로 말할 수 있나요? "생각했던 것보다 건강해 보여서 다행이다."라고 말하지 않나요?

생일 선물을 받았을 때도 마찬가지입니다. 생일 선물이 그다지 마음에 들지 않더라도 솔직히 말하기보다는 "어머나, 너무 예쁘다. 진짜 고마워."라고 말하며 받겠지요.

때로는 진실을 말하지 않거나 거짓말로 표현하는 것이 원활한 사회생활을 하는 데 필요합니다. 이것을 배려라고도 하지요.

친구에게 심한 말을 해서 혼내면 "사실대로 말했을 뿐이야!"라고 변명하는 아이도 있습니다. "난 절대 거짓말은 안 해!"라고 큰소리치며 다른 사람을 배려하지 않는 어른도 있습니다.

가끔은 정직함이 최상의 가치는 아님을 아이들에게 알려 주세요. 거짓말을 안 하는 것보다 더 중요한 일도 있습니다. 거짓말을 못하는 사람은 다른 사람을 이해하고 배려하는 마음이 부족할지도 모릅니다.

🔍 좋은 습관 가이드

아이가 거짓말을 한다는 것은 성장했다는 증표이기도 합니다. 상대방을 배려하는 선의의 거짓말은 해도 된다고 알려 주세요.

아침마다
부모가 깨워야 일어난다

🔑 아이의 자립 시기는 부모가 결정합니다

"아이가 몇 살쯤 되면 깨우지 않아도 스스로 일어날 수 있을까요?"

"언제까지 아이를 깨워야 하나요?"

이런 질문을 자주 받곤 합니다. 이때마다 이렇게 대답합니다.

"아이 스스로 일어나게 하려면 엄마가 깨우지 않으면 됩니다."

아이는 부모가 깨우는 한 혼자서 일어날 수 없습니다. 아이가 몇 살이 되든 마찬가지입니다. 아이 스스로 일어나는 시기는 부모가 결정할 수 있습니다. 즉 부모가 먼저 깨우지 않으면 됩니다.

그렇다고 학교에 지각하도록 아이를 그대로 놔둘 수는 없겠죠. 엄마가 직접 깨우지 않고도 아이 스스로 등교시간에 맞추어 일어나도록 도와줄 수는 있습니다.

아이에게 "내일부터는 스스로 일어나야 해."라고 말해 주세요. 그리고 아이에게 알람을 울리는 방법을 가르쳐 주세요. 처음에는 커튼을 젖혀 아침 햇살이 방 안으로 들어오게 하거나 음악을 틀어 아이가 잠에서 깨도록 도와주세요. 엄마가 직접 깨우는 것과는 다릅니다. 아이 스스로 일어나기를 기다려 주세요.

아이의 자립은 부모가 어떻게 행동하는가에 달렸습니다.

아침마다 아이를 깨우는 부모의 행동은 자립하지 못하는 아이를 만들 뿐입니다. 부모가 아이를 놓아주지 않기 때문에 홀로 서지 못하는 것이죠.

완벽을 추구하는 엄마일수록 "넌 아직도 멀었어."라며 아이의 부족한 점만을 지적합니다.

부모가 아이를 품 안에만 가두면 아이는 자신감을 갖지 못합니다. 스스로 잠자리에서 일어나지도 못하는 아이가 훗날 사회에 나가서 다른 사람에게 도움이 되는 일을 할 수 있을까요?

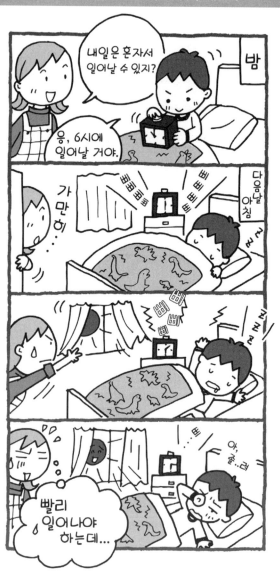

아이는 부모가 기대하는 모습대로 성장합니다

"우리 아이는 아주 야무져요."

이렇게 말하는 엄마들이 있습니다. 그 아이들은 엄마가 기대하는 대로 똘똘하고 야무진 아이로 자랄 것입니다.

아이들은 부모에게 잘 보이고 싶은 마음에 의식적으로 부모가 바라는 대로 행동하려고 합니다. 부모의 기대에 부응하기 위해서 아이들도 노력하는 것이죠.

입으로는 자립을 외치면서도 속으로는 '우리 아이는 아직 어려서 스스로 일어나지도 못해'라고 생각한다면 아이는 좀처럼 성장하기 힘듭니다.

제가 이렇게 말해도 계속 아이를 깨우는 엄마들도 있겠죠. 그런 엄마의 속마음은 아이가 커서 자신의 품을 떠나는 것이 싫을지도 모릅니다.

'우리 아이는 언제쯤 스스로 잠자리에서 일어날까?'라고 생각한다면 언제 아이의 손을 놓을지 결정하세요. 걱정이 되기도 하고 한편으로는 허전하기도 하겠지만 그것은 엄마의 문제입니다. 용기를 내어 아이에게 스스로 할 수 있다는 자신감을 심어 주는 부모가 되어 주세요.

좋은 습관 가이드

아이는 부모가 기대하는 모습으로 성장하려고 노력합니다. 부모가 믿음으로 아이 손을 놓고 지켜봐 줄 때 아이의 자립이 시작된다는 사실을 명심하세요!

준비물을
혼자 챙기지 못한다

◯╍ 혼자 힘으로 준비물 목록을 적도록 도와주세요

아이가 초등학교에 입학해 시간표가 정해지면 부모와 아이는 함께 시간표를 보면서 준비물을 챙깁니다.

"내일 체육 수업이 있네."

"체육복이랑 모자를 챙겨야겠다."

이런 대화를 나누면서 준비물을 확인하거나 내일 들을 수업 이야기를 할 것입니다. 이제 막 학교생활을 시작한 아이에게는 좋은 습관입니다.

신학기 초반에 부모가 도와주다가 점점 손을 떼도 아이들은 스스로 준비물을 챙길 수 있고 빠뜨린 것은 없는지도 확인할 수 있습니다. 모든 아이는 이런 과정을 거쳐 성장해 갑니다.

그런데 아이가 성장했는데도 빠뜨린 준비물은 없는지 직접 확인해야 직성이 풀린다는 부모가 있습니다.

"준비물을 깜빡하고 안 챙기면 수업에 지장이 생기잖아요."

"혼자 챙기게 했더니 준비물을 집에 놓고 갔더라고요."

이렇게 말하는 부모 마음도 이해할 수 있습니다. 준비물을 놓고 가는 바람에 수업을 제대로 받지 못할 아이를 생각하면 마음이 아프겠지요.

하지만 다시 한 번 생각해 보세요.

아이 준비물을 언제까지 챙겨 주어야 할까요? 아이는 언젠가 부모 품을 떠납니다. 고등학생이나 대학생 아니면 사회인이 되어서까지 계속 챙겨 줄 생각인가요?

물론 그렇지는 않을 것입니다. 제가 경험한 바로는 많은 부모가 다음과 같이 말하며 갑작스럽게 아이에게서 손을 뗍니다.

"이제 ○살이니까(○학년이니까) 오늘부터는 스스로 알아서 해야 돼!"

"오늘부터 엄마는 몰라! 이제부터는 네가 알아서 해."

느닷없이 이런 말을 들은 아이들은 어떨까요? 갑자기 알아서 할 수 있을까요?

부모가 자립 선언을 외쳤다고 해서 하루아침에 그대로 실천할 수 있는 아이는 없습니다. 아이 스스로 시간표대로 교과서와 준비물을 챙길 수 있도록 다음 과정을 알려 주세요.

　우선 시간표를 보고 내일은 어떤 수업이 있는지 확인한다.
　어떤 과목에 어떤 준비물이 필요한지 준비물 목록을 적는다.
　마지막으로 알림장을 확인한다.
　부족한 것이 있으면 엄마에게 "엄마, ○○ 없어."라고 도움을 청한다.

　준비물을 스스로 챙기지 못하는 아이를 내버려 두어서는 안 됩니다.
아이가 스스로 할 수 있도록 도와주는 것이 부모가 할 역할입니다.

 좋은 습관 가이드
　스스로 준비물을 챙기면서 가까운 미래를 상상하고 창조하는 힘을 기를 수
있도록 도와주세요.

칭찬을 제대로
받아들이지 못한다

○━ 왜 단점을 말하는 데만 익숙할까요?

자신의 장점이나 강점을 잘 알고 있나요? 누군가 나를 칭찬할 때 인정하지 못하는 편은 아닌가요? 애석하게도 자신의 장점을 인정하지 못하는 사람이 많습니다. 장점을 내세우기는커녕 단점이나 결점을 주야장천 늘어놓는 사람도 있습니다.

칭찬을 받았을 때 어떻게 응수했는지 잠시 생각해 보세요. 또는 누군가를 칭찬했을 때 어떤 대답이 돌아올 때가 많았는지 떠올려 보세요.

누군가에게 칭찬을 받았을 때 기쁜 마음을 담아서 "고마워!"라고 대답했나요?

아니면 "에이, 아니야."라고 부정했나요?

한 가지 칭찬을 들었을 때 쑥스러운 마음에 세 가지 나쁜 점을 이야기하지는 않았나요? 또는 화제를 돌리지 않았나요?

누군가가 아이를 칭찬했을 때는 어떻게 하셨나요?

그런 행동이 좋거나 나쁘다는 판단은 접어 두고 평소 어떤 식으로 대응했는지 되돌아보세요.

자신의 단점은 잘 알고 있는데 장점은 알지 못하거나 알더라도 받아들이지 못한다면 인생에 어떤 영향을 미칠까요?

자신의 장점을 인정하지 않으면 인생에 마이너스가 된다는 사실은 누구나 알고 있습니다. 하지만 내 삶보다는 다른 사람이 날 어떻게 평가하는지가 더 중요한 사람이 많습니다.

자신을 스스로 칭찬했을 때 주위 사람들이 날 어떻게 생각할지 두려운 것이죠. 예를 들면 자신을 과대평가한다고 오해하거나 질투의 대상이 될까 봐 또는 미움을 받을까 봐 스스로 칭찬하지 못합니다. 이런 사람들은 남이 칭찬해도 기꺼이 받아들이지 못합니다.

○━╼ 아이의 장점을 찾아 주세요

자신의 장점을 찾아내지도 못하고 남의 칭찬도 제대로 받아들이지 못하는 아이는 어떤 성격을 갖게 될까요?

한마디로 말해 그런 아이들은 자신감이 없어집니다. 스스로 자신을 판단하기보다는 타인의 평가에 휘둘려 자존감이 낮아집니다.

칭찬을 받았을 때는 기꺼이 고맙다고 인사를 표하며 받아들이도록 아이 습관을 바꾸어 주세요. 처음에는 칭찬받는 상황이 민망하고 어색하게 느껴지겠지만 익숙해지면 인정하는 편이 원활한 의사소통을 하는 데 효과적입니다.

아이에게 다른 사람의 칭찬을 부정하는 태도는 상대방의 판단을 부정하는 것과 마찬가지이기 때문에 매우 실례되는 행위라고 알려 주세요.

장점이나 강점을 잘 알고 있으면 어떤 좋은 점이 있을까요?

우선 자신의 장점을 남에게 효과적으로 전달할 수 있습니다. 이것으로 주위 사람들이 나라는 사람을 더 잘 이해할 수 있죠. 나와 잘 맞는 일자리나 환경을 제공받을 수 있어 능력을 마음껏 발휘할 기회도 늘어납니다.

창조적 사고력을 갖춘 인재가 매일 똑같은 업무만 해야 하는 직장에서 일한다면 능력을 발휘할 기회가 없을 수도 있습니다. 차분히 남의 이야기를 들어 주거나 상담을 잘해 주는 사람이 사람들과 만날 기회가 없는 직장에서 일하는 경우도 마찬가지죠. 각자의 재능을 제대로 활용하지 못할 것입니다.

🔑 '나'를 인정하고 칭찬하는 일은 중요합니다

그러나 무엇보다도 인정 욕구를 스스로 충족시킬 수 있다는 점이 좋습니다. 스스로 인정 욕구를 충족하지 못한다면 다른 사람이 충족시켜 주어야 합니다.

하지만 타인이 아무리 인정 욕구를 충족시켜 주어도 자신이 받아들이지 않기 때문에 늘 인정 욕구는 충족되지 않습니다. 타인에게 받는 인정은 마치 구멍 난 항아리에 물을 붓듯 아무리 부어도 부족하기 때문이죠.

인정 욕구가 부족한 사람은 항상 남의 시선을 의식하고 다른 사람의 평가를 신경 쓰면서도 정작 칭찬은 받아들이지 못합니다.

아무도 자신을 알아주지 않고 인정해 주지 않는다고 불만인 사람과 같은 직장에서 함께 일한다면 어떨까요? 함께 일하는 것이 즐거울까요?

자신을 인정하고 칭찬하는 일은 중요합니다. 자만하고 교만해지기 위해서가 아니라 객관적으로 본 자신의 장점을 파악해 어필함으로써 사회에 공헌할 수 있는 사람이 될 수 있습니다.

자신은 어떤 사람인지 객관적으로 판단해 보세요. 어떤 강점을 활용하면 사회에서 활발하게 활동할 수 있을지, 어떤 조직에서 활약할 수 있을지 자신을 파악하려는 자세가 중요합니다.

🔍 **좋은 습관 가이드**
다른 사람에게 칭찬받았을 때 어떤 태도로 감사 인사를 전하면 될지 알려 주세요. 칭찬을 능숙하게 받아들이는 태도도 인간관계를 맺는 데 중요합니다.

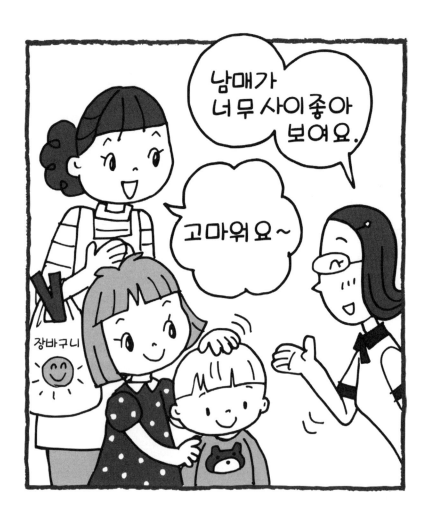

제 2 장

소극적인 사람으로 만드는 나쁜 습관

마감일이 닥쳐서야
숙제를 제출한다

O━ 혼나지 않기 위해 하는 숙제는 의미 없다!

숙제를 미루고 미루다 마감일이 되어서야 제출하는 아이들이 많습니다. 물론 마지막 날에 숙제를 내는 것이 나쁜 행동은 아닙니다. 하지만 최선이라고도 할 수 없죠. 미리 제출할 수 있는데도 그렇게 하지 않았기 때문입니다. 미리 해 놓은 숙제가 완성도도 더 높고 시간에 쫓기지 않아 글씨도 봐 줄 만합니다.

"우리 아이는 숙제를 제때 내지 않아서 선생님한테 자주 혼나요."라는 말을 종종 듣곤 합니다. 아이들도 숙제를 늦게 내거나 아예 하지 않는 행동이 바람직하지 않다는 것을 알고 있습니다. 그래서 숙제를 제때 내기 위해서 노력하지만 생각처럼 쉽지 않습니다. 단지 혼나는 것을 피하기 위해서 노력하기 때문이죠.

노력에도 요령이 필요합니다. 야단맞지 않으려고 숙제를 한다고 생각하면 나도 모르게 자꾸만 숙제하기가 싫어집니다. 그 대신 다른 사람을 도와준다는 생각으로 숙제를 하면 미루지 않고 제때 할 수 있습니다.

0ᆂ 선생님의 마음을 헤아리는 힘

예를 들면 선생님의 입장을 배려한다면 어떨까요?

숙제를 제출하지 않은 친구가 단 한 명이라도 남아 있다면 선생님의 일은 끝나지 않습니다. 숙제를 모아 놓기로 한 플라스틱 바구니를 치울 수도 없어 선생님 책상 위에 바구니들이 차곡차곡 계속 쌓이겠죠. 아이들이 하교한 후 아무도 없는 교실 안은 아직 정리되지 않은 바구니들로 가득할 것입니다. 끝나지 않은 일이 산더미처럼 쌓여만 갑니다.

쌓여 가는 바구니를 보며 선생님이 어떤 기분일지 아이에게 물어보세요.

"선생님은 후련할까? 마음이 무거울까? 끝나지 않은 일이 쌓여 있는 상태에서 활기차게 아이들을 가르칠 수 있을까?"

아이가 선생님을 측은히 여긴다면 그것만으로도 충분히 동기부여가 됩니다. 다른 사람의 마음을 헤아려 조금이라도 빨리 숙제를 제출하기 위해 노력한다면 열심히 한 보람도 느끼겠죠.

'내가 숙제를 제때 제출하면 선생님이 좋아하시겠지!'

'숙제를 늦게 내는 친구가 없다면 선생님 일이 수월해질 거야!'

'모든 아이들이 숙제를 제때 낸다면 선생님이 환하게 웃으실 거야!'

이렇게 타인의 입장에서 생각하도록 도와준다면 숙제를 제때 내지 않는 일은 적어지지 않을까요?

⚿ 숙제 제출일은 아이가 정하도록!

숙제를 제때 제출하는 습관을 길렀다면 이제 다음 단계로 넘어갑니다.

숙제를 마감일에 제출한다는 것은 어떤 의미일까요? 숙제를 미루고 미루다 마지막 날이 되어서야 겨우 낸다는 것입니다.

사회생활을 할 때 스스로 마감일을 정해서 계획적으로 행동하는 것은 중요합니다. 많은 사람이 알고 있지만 실천하기 어려운 것도 사실입니다.

학교에서 배우는 것은 교과서 내용만이 아닙니다. 오히려 집단 속에서 어떻게 생각하고 행동할지 배우는 것이 더 중요합니다.

제출 마감일이 정해졌다면 언제 제출할지는 아이가 생각하고 결정해야 합니다. 그리고 그 결정을 실행에 옮겨야 합니다. 아이가 스스로 결정한 행동을 연습하기에 학교만큼 좋은 곳은 없습니다.

부모가 아이에게 먼저 "숙제는 언제 낼 거야?"라고 물어보세요. 스스로 결정하고 행동한 것이 누군가에게 도움이 되는 경험을 쌓을 수 있는 기회입니다.

🔍 좋은 습관 **가이드**

숙제 제출일은 아이가 정하도록 도와주세요. 이것으로 아이 스스로 결정하고 행동하는 법을 배울 수 있습니다.

숙제 , 언제 낼래 ?

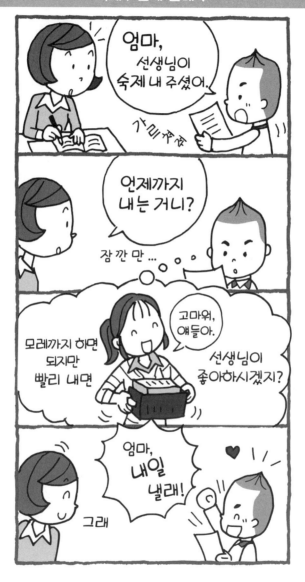

칭찬에
꼭 보상을 요구한다

🗝 잦은 보상은 수동적인 아이로 만듭니다

보상에 찬반양론이 있지만 어린아이에게 보상은 더할 나위 없이 좋은 격려가 되기도 합니다. 가끔씩 주는 작은 보상은 괜찮습니다. 하지만 초등학교 고학년 아이라면 이야기는 달라집니다.

우리에게는 인정 욕구라는 것이 있습니다. 쉽게 말하면 다른 사람에게 인정받고 싶은 마음이죠. 누구나 가지고 있는 욕구로 지극히 자연스러운 현상입니다.

문제는 이 인정 욕구가 지나치게 커질 때입니다. 칭찬을 당연하게 받아들이다 보면 칭찬받지 못했을 때 습관적으로 불평불만을 늘어놓는 버릇이 생길 수 있습니다. 아이 성장에서 좋은 결과를 기대하기 어렵겠죠. 더군다나 칭찬할 때마다 보상이 따른다면 아이는 칭찬과 보상을 당연하다고 여기게 됩니다.

청소를 도와주면 게임을 하게 해 준다.
시험 성적이 오르면 용돈을 올려 준다.
얌전히 밥을 먹으면 장난감을 사 준다.

잦은 보상이 바람직하지 않다는 사실을 알면서도 보상을 하는 부모가 많습니다. 보상이 없으면 아무것도 하지 않는 단계까지 갔다면 심각한 상황입니다.

잦은 보상이 좋지 않은 이유를 좀 더 자세하게 설명하면 다음과 같습니다.

사람이 어떤 행동을 취할 때는 동기가 필요합니다. 동기에는 크게 내재적 동기와 외재적 동기가 있습니다.

내재적 동기란 개인의 흥미나 호기심 같은 요인에서 유래된 동기인데 쉽게 말해서 스스로 하고 싶었거나 재미있어서 행동하는 것입니다. 자신의 내면에 있는 '하고 싶다'는 마음이 동기의 원천입니다. 또 '해 보니 재미있었고 좋았던' 경험이 다시 동기를 부여해 다음 행동으로 이어지는 경우도 있습니다.

반면에 외재적 동기란 혼나지 않거나 칭찬받기 위해서 그리고 무언가 결과를 위해서 행동하는 것입니다. 외적인 요인으로 동기부여가 되는 것이죠.

외재적 동기에 따른 행동이 꼭 나쁜 결과를 가져오는 것은 아닙니다. 다만 내적 동기에 따라 자발적으로 행동하지 않으면 강요당했다고 느껴 피해의식이 강화되거나 타인의 평가나 이해득실에 따라 행동해 자주성을 잃을 수도 있다는 점은 유념해야 합니다.

🔑 아이를 망치는 물질적 보상

보상은 외재적 동기 중에서도 가장 강렬한 자극을 줍니다. 내재적 동기의 소소한 기쁨이나 잔잔한 만족감을 마음속에서 지워 버릴 정도로 강렬합니다.

아이들이 보상의 맛에 빠져들면 발전하고 싶다는 욕구나 누군가에게 필요한 사람이 되고 싶다는 동기를 잃을 수 있습니다. 꿈마저도 어느새 보상에 가려 희미해지는 것이죠.

이것은 마치 다시마와 멸치로 정성스럽게 국물을 우려내어 재료 본연의 맛을 살려 만든 음식에 케첩이나 마요네즈를 뿌린 것과 같습니다.

순수한 식재료의 맛은 지워지고 강렬하고 매혹적인 맛만 남은 꼴입니다. 이 맛에 길들여지면 미각은 점점 마비되고 더욱 자극적인 맛만 원하게 됩니다.

주체적이고 자발적인 아이로 키우기 위해서는 아이에게 물질로 보상을 해서는 안 됩니다. 물질적인 보상은 아이에게 무언가와 맞바꾸지 않으면 행동하지 않는 나쁜 습관을 만들기 때문입니다. 이것 대신에 아이 스스로 한 일을 자랑스러워할 수 있도록 격려해 주세요. "네가 해낼 줄 알았어.", "진짜 잘했어.", "바로 그렇게 하는 거야." 같은 격려의 말이 진정으로 자녀 인생을 바꿉니다.

🔍 좋은 습관 가이드

자녀를 격려하는 부모의 말 한마디가 최고의 보상입니다. 오늘부터 아이에게 "잘했어.", "고마워.", "수고했어."라며 격려해 주세요.

부모가 자신의 물건을
함부로 만져도 개의치 않는다

🔑 부모와 아이 사이에도 경계선을 지켜 주세요

여기저기 물건이 어지럽게 널린 아이 방을 보면 어떤가요? 아마 아이가 학교에 가 있는 동안 부모가 청소해 주는 가정이 많은 것 같습니다. 가만히 놔두면 방을 전혀 치우지 않기 때문에 마지못해 해 준다는 이야기를 자주 듣곤 합니다. 물론 그런 입장도 이해합니다.

하지만 여기에서 하고 싶은 말은 정리하는 습관을 길러야 한다는 것이 아닙니다. 부모와 자식 간의 경계선을 이야기하고자 합니다. 사람과 사람 사이의 경계선이라고도 할 수 있죠.

방을 보면 그 사람의 마음을 알 수 있습니다. 개인 소유의 물건 또한 그 사람을 대표하며 그 사람의 일부라고 할 수 있죠. 이처럼 방을 개인의 마음과 동일시한다면 부모가 함부로 아이 방에 들어가 물건을 맘대로 만지거나 치워도 될까요?

갓난아이 때는 엄마와 아이 사이에 거리가 거의 존재하지 않습니다. 밀착되어 있다가 아이가 성장함에 따라 점점 거리가 생기면서 경계선이 그어지기 시작하는 것이죠. 그러면서 아이는 자신과 타인이 별개의 인간이며, 독립된 인격체를 가진 한 사람이라는 인식을 갖게 됩니다. 부모와 아이 모두 서로가 다른 인격체라는 사실을 알아야 합니다.

부모가 아이 방에 함부로 들어가거나 마음대로 아이 물건을 만지고 치우는 행위는 아이 스스로 정리할 수 있는 힘을 키우는 데 도움이 되지 않을 뿐만 아니라 아이 경계선을 침범하는 일입니다. 이런 행위를 함으로써 부모는 아이를 하나의 인격체로 존중하지 않는다는 암묵적인 메시지를 보내는 것일지도 모릅니다. 또 자신의 공간에 부모가 들어와도 아무 상관없다고 생각하며 자란 아이는 자신과 타인 사이에 모호한 경계선을 그은 채 성장합니다.

인간관계를 맺을 때 침범해서는 안 되는 타인의 영역에 들어가거나 침범당해서는 안 되는 자신의 영역에 쉽사리 타인을 들여놓는 등 지나치게 허물없이 대하는 사람이 있습니다. 그 원인 중 하나가 자신과 타인 사이의 경계선을 명확하게 긋지 않았기 때문입니다.

소중한 아이를 부모 소유물로 착각해서는 안 됩니다. 이 점을 자각하고 아이를 하나의 인격체로 존중하고 대우해 주세요. 이런 부모 밑에서 자란 아이가 사람과 사람 사이의 거리를 헤아릴 줄 아는 어른으로 성장합니다.

🔍 좋은 습관 가이드

부모와 자녀 사이에 필요한 경계선을 지켜 주세요. 독립된 인격체로 성장한 아이가 자신과 타인의 영역도 존중할 줄 압니다.

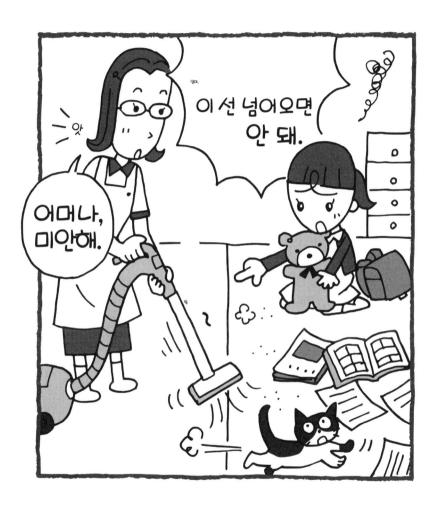

만사를 귀찮아 한다

🔑 우리 몸은 언어에 영향을 받습니다

시험이 얼마 남지 않았거나 제출할 숙제가 있는데도 몇 시간째 게임에만 빠져 있는 아이를 보면 어떤 기분이 드나요? 화가 나요? 답답한 마음에 아이에게 그 이유를 물어보면 "귀찮아서."라고 대답할 때가 의외로 많습니다. 그 대답을 듣고 '네 일이니까 네가 알아서 하겠지'라고 생각하는 부모는 별로 없을 거예요. 그렇다면 아이가 왜 귀찮다고 대답했는지 생각해 보아야 합니다.

'귀찮다'는 표현은 어떨 때 많이 사용할까요?

복잡하게 얽힌 일을 할 때일까요?

하고 싶지 않은 일을 할 때일까요?

아니면 어떤 일이든 할 마음이 생기지 않을 때일까요?

원래 귀찮음은 어떤 상황에 대해 느끼는 감정 표현입니다.

우리는 할 일이 많거나 번거롭거나 순서가 복잡하거나 많은 사람이 관련되어 있어 조정이 필요하거나 시간이 걸리거나 품이 드는 일을 할 때, 그리고 다양한 생각과 행동을 해야 하거나 사람과 교섭을 해야 할 때 귀찮다고 느낍니다.

그런데 우리는 그런 상황이 아니더라도 귀찮다는 말을 쉽게 사용합니다. "귀찮아."를 입에 달고 사는 사람도 있습니다. 젊은 사람들이나 아이들도 자주 사용합니다. 똑같은 일을 하는데도 육체적으로 피곤하거나 마음에 여유가 없을 때 귀찮다고 느끼는 경우도 많습니다.

우리는 생각하는 것 이상으로 사용하는 언어에 많은 영향을 받습니다. 귀찮다는 말을 할 때마다 실제로 몸을 움직이지 않더라도 사고가 정지되어 몸이 무거워집니다. 그다지 귀찮은 상황이 아닌데도 번거롭고 귀찮다고 인식하기 쉽기 때문에 함부로 귀찮다는 말을 사용해서는 안 됩니다.

◑━ '귀찮아'라는 말속에 숨은 의미를 파악하세요

아이가 할 일을 하지 않았을 때 그 이유를 물어보세요. "귀찮아서 안 했어요."라는 대답이 돌아온다면 구체적인 이유를 파악해야 합니다. 그래야만 아이의 부족한 부분을 찾아 의욕을 북돋아 줄 수 있습니다.

귀찮다는 것은 그 일을 '해야 한다'고 생각해서 '하려고 했다(하고 있다)'는 의미이기도 합니다. 시도하지 않았다면 귀찮음도 느낄 수 없었겠죠.

해야 한다는 부담은 있으면서도 실행할 기회를 잡지 못한 것입니다. 아이는 어쩌면 할 마음이 생기지 않거나 방법을 모르거나 자신이 없는 상태인지도 모릅니다. 아니면 행동하지 않는 이유를 생각하거나 대답하는 것이 귀찮았을 수도 있습니다.

이때는 부모와 자식 간의 의사소통에 문제가 없는지 다시 한 번 확인해야 합니다. 아이가 부모에게 어떤 대답을 해도 소용없다거나 어차피 말해도 이해해 주지 않는다고 생각하면 아이는 귀찮다는 말을 앞세워 대화를 거부하기도 합니다. 평소 아이에게 일방적인 명령이나 대화만 하지는 않는지, 아이가 하는 말에 귀 기울이고 있는지 스스로 점검해 보세요.

🔑 질문을 해서 아이 스스로 답을 찾게 해 주세요

귀찮음이 변명의 이유가 될 수는 없습니다. 아무리 귀찮더라도 해야 할 일은 반드시 해야 합니다. 아이가 어떤 일을 귀찮다고 한다면 어떻게 하고 싶은지, 어떻게 할지 구체적으로 물어보세요. 질책이 아닌 아이 행동을 유도할 목적으로 물어보는 것이 중요합니다. 사실은 아이도 자신이 뭘 해야 하는지 잘 알고 있습니다.

🔍 **좋은 습관 가이드**

아이가 귀찮다고 느끼는 이유를 구체적으로 물어보세요. 그리고 어떻게 하면 좋을지 아이 스스로 대답하도록 유도해 주세요. 귀찮다는 감정을 행동하는 에너지로 바꾸어주는 것이 중요합니다.

귀찮은 이유

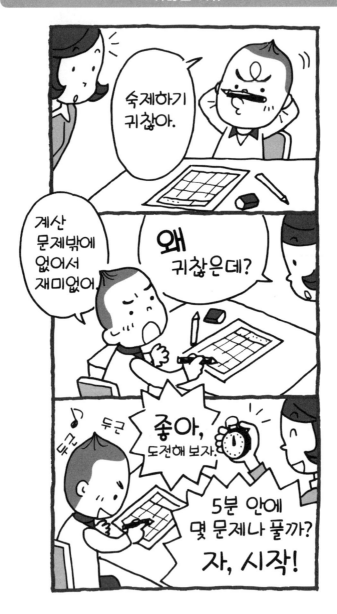

준비물을
부모가 대신 가져다준다

⚷ 경험으로 얻은 감정은 삶의 자산이 됩니다

아이가 등교한 후 방을 훑어보다가 준비물이 빠진 것을 발견한 적이 있나요? 그럴 때 준비물을 가져다줄지 말지 한참 망설이지는 않으셨나요? 물론 안타까운 마음에 지금 당장이라도 가져다주고 싶을 것입니다. 그 마음은 충분히 이해합니다.

하지만 꼭 참아야 합니다. 그러는 편이 아이에게 도움이 되기 때문이죠.

아이가 챙기지 못한 준비물을 부모가 대신 가져다준다면 아이는 그날, 그 시간은 별일 없이 지나갔다고 생각할 수 있습니다. 그러나 준비물을 제대로 챙기지 못했는데도 아무 일 없이 지나간다면 어떨까요? 어떻게 하면 준비물을 잘 챙길 수 있을지 생각하고 궁리할 기회를 잃어버리지 않을까요?

준비물을 빠뜨린 사람은 아이이므로 책임도 아이가 져야 합니다. 수업에 참여하지 못해 창피하고, 때로는 선생님에게 야단도 맞겠지만 그런 경험은 학교에 다니는 동안에 하는 것이 좋습니다.

그 이유는 무엇일까요?

사람은 경험에서 배운다는 말이 있습니다. 강렬했던 감정이나 감각을 동반한 경험은 기억 속에 또렷이 남습니다. 준비물 없이 간 학교에서 느꼈던 감정은 아이에게 분명 삶의 자산이 될 것입니다. 아이가 실수를 교훈 삼아 다시는 실수하지 않으려고 노력한다면 그보다 더 좋은 일은 없습니다.

○━ 마음껏 실패하게 해 주세요

부모라면 누구나 아이가 사회에 나가서 책임감 있는 어른으로 성장하기를 바랍니다. 아이가 학교를 졸업하고 사회인이 되면 부모가 해 줄 수 있는 일이 없습니다.

아이를 도울 수 있는 것은 지금뿐입니다.

많은 실패를 경험해도 괜찮습니다. 오늘 한 실패에서 배운 교훈은 미래의 자산으로 남습니다. 그렇기 때문에 실패를 두려워할 필요가 없습니다.

아이가 실패했다고 화내는 대신 풀이 죽은 아이 머리를 쓰다듬으며 격려해 주는 것이 부모의 역할입니다. 그리고 꼭 안아 주며 이렇게 격려해 주세요.

"괜찮아, 내일도 있잖아!"

아이가 실수나 실패를 하더라도 엄마, 아빠가 늘 곁에서 응원하고 있다는 안정감을 심어 주세요.

🔍 **좋은 습관 가이드**
아이들이 실패할 수 있는 기회를 빼앗지 마세요. 미래의 성공을 위해서는 안심하고 많은 실패를 경험할 수 있어야 합니다.

뭘 해도 피곤하기만 하다고 생각한다

○╌ 아이 앞에서 습관적으로 '피곤해'라고 말하지 마세요

공부나 일을 하면서 또는 집안일을 하면서 피곤함을 느끼는 사람이 많습니다.

일을 마치고 집에 돌아온 엄마나 아빠가 피곤함을 느끼는 것은 어쩌면 당연합니다. 직장에서 하는 일은 육체적인 피로감뿐만 아니라 정신적인 스트레스도 함께 주기 때문이죠.

하지만 잠시 생각해 보세요. 일을 하면 피곤한 것이 당연한가요?

취미로 운동을 하거나 교외로 놀러 가거나 외식을 하러 가거나 여행을 할 때는 피곤함을 잘 느끼지 못합니다. 육체적으로는 피곤할지도 모르지만 스트레스는 줄어듭니다. 일과 다른 점은 내가 하고 싶은 일

을 즐기면서 한다는 것이죠.

일반적으로 하지 않으면 안 되는 일을 할 때는 쉽게 피로감을 느끼지만 하고 싶은 일을 할 때는 피로감을 거의 느끼지 않습니다. 같은 일이라도 마지못해 하면 쉽게 피곤해지고, 즐기면서 하면 별로 피곤을 느끼지 않습니다.

‘일을 하면 피곤해지기 마련이다.’
‘일을 하지 않으면 안 된다.’
‘일이란 즐기면서 할 수 있는 것이 아니다.’

혹시 이런 생각을 하고 있지 않나요? 이것은 무의식중에 생긴 고정관념입니다. 지금까지 겪은 경험에서 무의식중 각인된 것이죠. 예를 들면 부모나 조부모의 일하는 모습을 보거나, 일을 마치고 집에 돌아온 모습을 보면서 이런 고정관념이 형성되었는지도 모릅니다.

그러나 객관적으로 생각하면 노동시간이나 실제 노동량은 과거에 비해 현저히 줄었습니다. 일자리 선택의 폭도 예전보다 훨씬 넓어졌습니다. 누군가 정한 일이 아니라 자신이 좋아하는 일을 하는 사람도 많아졌습니다.

그럼에도 '일=하기 싫은 것', '일=피곤한 것'이라는 고정관념만은 변하지 않고 있습니다.

🔑 일할 수 있다는 것이 얼마나 행복한 일인지 말해 주세요

장시간 노동으로 몸이 피곤해질 수도 있고, 영업 실적에 쫓겨 스트레스를 받을 수도 있습니다. 이때는 피곤하다고 말해도 괜찮습니다. 하지만 별로 피곤하지도 않은데 입버릇처럼 '피곤해'라고 말하는 것은 좋지 않습니다.

일하지 않고 빈둥거리거나 게으름을 피우며 사는 삶이 편하고 좋다는 그릇된 생각을 하는 젊은이나 아이들이 늘고 있습니다.

하지만 지혜롭게 계획을 세우고 실천하면 가족과 함께 풍요로운 삶을 살 수 있다는 것을 우리 어른들은 잘 알고 있습니다.

또 풍요로운 삶을 위해서는 근면 성실하게 땀 흘리며 열심히 노력해야 한다는 사실도 우리 어른들은 잘 압니다.

아이들에게 노동의 가치를 일깨워 주세요.

아이들에게 일할 수 있다는 것이 얼마나 행복한 일인지 가르쳐 주세요.

일로써 자기실현을 추구할 수 있다는 것을, 사회에 공헌함으로써 기쁨을 느낄 수 있다는 것을, 세상에 가치를 제공함으로써 풍요로워질 수 있다는 것을 미래를 살아갈 아이들에게 전해 주세요.

🔍 좋은 습관 가이드

아이 앞에서 '피곤해'라는 말을 습관적으로 내뱉는 대신 일하는 기쁨과 의미를 가르쳐 주세요.

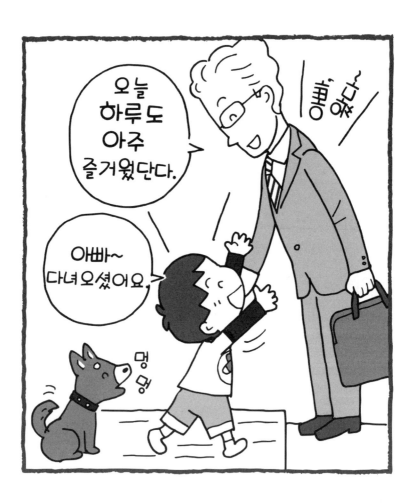

막판에 몰려야
힘이 솟는다고 생각한다

🔑 시험 전날, 방을 치우는 이유

많은 사람이 막판에 몰려야 힘이 솟는다고 생각하는 듯합니다. 저 또한 그랬습니다.

예를 들면 시험 전날에 군이 안 해도 될 방 청소를 한 적이 있지 않나요? 방을 치우면 공부할 시간이 줄어든다는 것을 잘 알면서도 말입니다. 결국 공부할 시간이 부족해져 더 많은 스트레스를 받습니다.

그런 식으로 자신을 궁지로 몰거나 퇴로를 차단해야 힘이 솟는다고 생각하는 사람이 많은데, 완전한 착각입니다.

이런 행동을 도피라고 합니다. 꼭 해야 하는 일과 마주하기 싫어 전혀 상관없는 행동을 하는 것입니다. 무의식중에 하는 경우가 많지만 도피 행동이 습관화되면 문제로 이어집니다.

물론 도피 행동으로 공부할 시간이 줄어들면 더욱 집중해서 공부하기 때문에 막판 뒷심을 발휘하는 경우도 있습니다. 그렇게 하다 성공적인 체험을 하면 도피를 포함한 일련의 행동 패턴이 습관화됩니다. 도피 행동을 합리화하고 정당화하면서 생긴 습관이죠.

　이 부류의 사람들은 밤늦도록 공부하고 수면이 부족한 상태에서 시험을 보아야 힘이 솟는다고 생각하기에 도피 행동을 쉽게 그만두지 못합니다. 어른이 되어서도 중요한 발표 날에 수면이 부족한 상태로 오곤 합니다.

　냉정하게 생각해 보면 심신의 컨디션이 좋아야 최고 실력을 발휘할 수 있습니다. 수면 부족으로 피로가 누적되거나, 준비 부족으로 초조함이나 불안감, 두려움 등을 느낀다면 좋은 결과가 나올 리 없습니다. 그러나 그 사실을 알면서도 자신의 역량을 발휘해야 할 때가 되면 무슨 이유에서인지 스트레스 가득한 상황으로 자신을 몰아갑니다.

　우리는 중요한 일일수록 열심히 해야 한다고 생각합니다. 그때 우리 몸과 마음은 '예전에 열심히 했던 기억'을 되살려 냅니다. 이 기억은 자동으로 재생됩니다. 우리 뇌는 뭔가를 할 때 인터넷에서 정보를 검색하듯이 지금까지 쌓아 온 경험이나 지식에서 비슷한 상황을 찾아 그것을 참고하려고 합니다. 예전에 열심히 한 경험을 상기시킴으로써 당시 느꼈던 초조함이나 긴장감, 그리고 시간이 부족할지도 모른다는 불안감 같은 부정적인 감정까지 불러일으키는 것이죠.

⚿ 늘 하던 대로 하는 것이 중요합니다

이런 자동 반응에서 벗어나기 위해서는 너무 깊게 생각하지 않아야 합니다.

'열심히 해야 한다'는 메시지에 몰입하기보다는 '늘 하던 대로 하자', '할 수 있는 일을 하자' 같은 말로 편안한 마음가짐을 갖도록 노력해 보세요. 그러는 편이 집중에 효과적입니다. 그래야 효율적으로 행동할 수 있고 좋은 결과도 이끌어 냅니다.

아이들에게 전하는 메시지도 같습니다.

아이들도 중요한 상황이거나 실패해서는 안 되는 상황에서는 더 긴장을 합니다. '실수 없이 잘해야 해'나 '힘내서 열심히 하자' 등 심적 부담감을 주는 메시지보다는 '늘 하던 대로 하자', '괜찮아'라고 말해 주는 편이 좋습니다. 압박감에서 벗어날 수 있는 격려 메시지로 아이 마음을 달래 주세요.

🔍 좋은 습관 가이드
중요한 일을 앞두고 있을 때는 아이의 긴장을 풀어 주기 위해서 '늘 하던 대로 해', '괜찮아' 같은 격려 메시지를 전해 주세요.

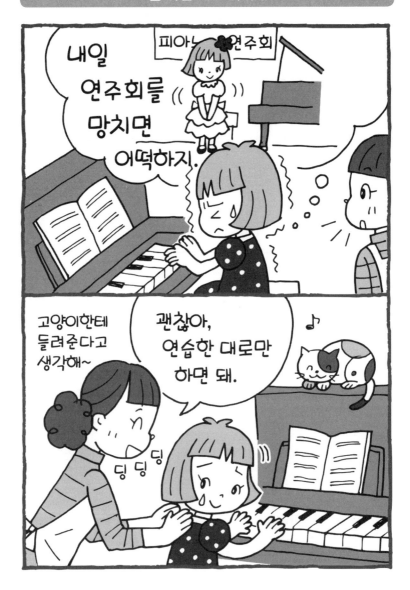

제 3 장

외톨이로
만드는
나쁜 습관

자기만의 방식을
고집한다

🔑 누구나 고집이 있습니다

사회인이 되면 타인과 협력해서 일을 해야 하는 경우가 많습니다. 그럴 때 자신만의 방식을 고집하면 일이 잘 진행되지 않습니다. 함께 일하는 사람을 배려해 기존에 하던 방식이나 성과를 낼 수 있는 방법 등을 종합적으로 검토해 보고 유연하게 대응해야 합니다.

하지만 자신의 방식만 고집하는 사람도 있습니다. 자신만의 스타일에 집착하며 다른 사람의 의견을 경청하지 않는 사람입니다.

업무 방식을 바꾸라고 하면 자신을 인정하지 않는다고 생각해 자존심에 상처를 입기도 합니다. 더군다나 자신만의 방식을 고집해 성공한 경험이 있는 사람은 자신의 방식이 가장 좋다고 확신할 것입니다.

성과를 내기 위해서 고수하는 것이 아니라 고수를 위한 고수이기 때문에 좀처럼 바꾸려고 하지 않습니다. 조직의 성과보다는 '나다움'을 상위의 가치로 두는 것이지요.

고집이란 무엇일까요? 잠시 생각해 보세요.

고집이 있다는 것은 좋은 점도 있지만 나쁜 점도 있습니다.

엄마들과 상담을 하다 보면 "우리 아이는 고집이 세고 집착이 강해요."라는 말을 듣곤 합니다. 이 말의 속뜻은 아이의 고집과 집착 때문에 힘들다는 의미일 것입니다. 하지만 고집 센 아이를 객관적인 관점에서 바라보면 시야가 넓어져 편견 없이 받아들일 수 있습니다.

고집의 좋은 점은 자기 의견을 가지고 있다는 점, 다른 사람의 말에 현혹되지 않는다는 점, 자신만의 신념으로 판단한다는 점, 전통이나 규칙 등을 잘 지킨다는 점 등입니다. 반면에 나쁜 점은 자기만의 방식에 집착한다는 점, 완고하고 유연성이 부족하다는 점, 융통성과 협조성이 없다는 점 등입니다.

고집의 좋은 점과 나쁜 점을 객관적으로 살펴보면 고집이 세다는 것 자체는 문제가 되지 않습니다. 사실은 자아가 확립되는 시기의 아이들에게 고집이 있는 것은 당연한 현상입니다. 주장의 강도는 사람마다 다르겠지만 누구에게나 '양보 못 하는' 것이 한두 개씩은 있습니다.

그렇다고 불필요한 고집에 얽매여 자유롭게 행동하지 못하거나 주위 사람들에게 제멋대로 구는 것은 바람직하지 않습니다.

그럼 어떻게 교육하면 될까요?

🔑 고집과 집착을 한때 유행이라고 생각하세요

고집과 집착을 유행이라고 생각하면 어떨까요?

아이가 고집을 부리거나 특정한 물건에 집착을 보이면 '요즘은 이런 것이 유행이구나'라고 받아들이세요. 그렇게 하면 고집의 나쁜 점이 시간이라는 축에 따라 변할 수 있습니다. 시간이 지남에 따라, 아이가 성장함에 따라 고집과 집착에 변화가 생길 수 있다고 생각하면 마음도 한결 편안해집니다. 실제로 아이가 성장하면서 고집의 세기가 변하는 경우도 많습니다.

특정한 성장 과정에서 다른 아이들보다 고집을 강하게 표현할 때가 있습니다. 그렇다고 고집 자체가 아이 개성은 아닙니다.

어떤 부모는 자신의 자녀를 '고집이 세고 집착이 강한 아이'라고 단정 지음으로써 아이 고집을 키우는 경우도 많습니다. 또 고집과 집착을 정당화하는 경우도 있습니다.

사회에서 다른 사람들과 함께 일을 하거나 생활하는 데 중요한 것은 자기만의 스타일을 갖고 자기주장을 제대로 하는 것입니다. 그와 더불어 다른 사람들도 저마다 스타일이 있고 소중히 하는 가치가 있다는 사실을 알아야 합니다. 자신만의 방식에 집착한 나머지 주위에 아무도 없다면 본말이 전도되는 것입니다. 타인과 함께 사는 세상이기에 나다움이 중요하다는 사실을 아이에게 알려 주세요.

고집과 집착을 고수하지 않아도 됩니다. 상대방에게 귀 기울이고 상황에 따라 행동하는 법을 가르쳐 주세요. 시간이 지나고 아이가 성장함에 따라 고집도 변합니다. 현재의 모두에게 가장 좋은 결과를 주는 것에 집착하세요!

🔍 좋은 습관 가이드

아이의 고집과 집착은 시간이 흐르면서 변합니다. 작은 일에 집착하는 대신 자기만의 스타일을 갖는 법과 타인을 존중하는 법을 일깨워 주세요.

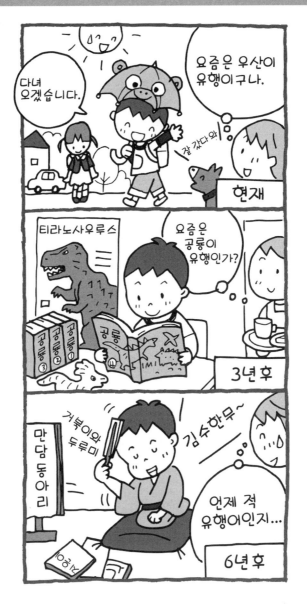

혼나지 않기 위해
노력한다

🔑 아이 입장에서 '제대로, 구체적으로'

아이를 키우다 보면 부모에게 혼나지 않기 위해 노력한다는 느낌을 받을 때가 있습니다. 생각해 보면 우리도 어렸을 때부터 실수하거나 혼나지 않기 위해서 또는 싫은 소리를 듣지 않기 위해서 늘 노력하며 자라왔습니다.

"제대로 하지 않으면 친구들이 비웃을 텐데."
"이렇게 하면 선생님한테 혼날 것이 분명해."

주위에서 이런 말들을 들으며 커 왔기 때문이죠. 물론 자녀가 좀 더 잘하기를 바라는 마음에서 나온 말일 것입니다. 하지만 아이들은 부모에게서 제대로 하라는 말을 들어도 제대로 하지 못합니다. 그 이유는 무엇일까요?

바로 '제대로'가 구체적이지 않기 때문입니다. 아이들은 구체적으로 말해 주지 않으면 무엇을 어떻게 해야 할지 모릅니다. 모르기 때문에 할 수 없습니다. 매우 간단합니다. 아이에게 반복적으로 주의를 주는데도 행동에 변화가 없다면 의미가 제대로 전달되지 않았는지도 모릅니다. 엄마가 바라는 '제대로'를 구체적으로 말해 줄 필요가 있습니다.

예를 들면 올바른 자세에 대해 설명한다고 생각해 보세요. 아이에게 아무리 올바른 자세로 앉으라고 해 보았자 아이는 이해하지 못합니다. 그 대신 "우선 허리를 쭉 펴고 앉아서 손을 무릎 위에 올려놓고 선생님 쪽을 바라봐."라는 식으로 구체적으로 알려 주어야 합니다. 아이 연령이 낮다면 말로만 설명할 것이 아니라 실제로 몸을 움직여 어떤 자세를 취해야 하는지 시범을 보여 주세요.

시끄럽게 떠드는 아이들을 조용하게 만들 때는 입술에 손가락을 갖다 대며 '쉿!' 하는 제스처를 취하곤 하지요. 아이들은 조용히 하라고 말해도 어떻게 해야 하는지 모릅니다. 입술에 손가락을 갖다 대는 제스처를 취해야 비로소 알게 됩니다. 알기 때문에 할 수 있습니다. 아이들에게 '구체적으로'란 이런 것입니다.

또 허리를 쭉 펴고 손을 무릎 위에 올려놓고 선생님 쪽을 바라보며 앉기 위해서는 노력이 필요합니다. 집중력이 낮은 아이들이 이 자세를 유지하기 위해 상당한 노력을 기울이고 있다는 점을 알아 주세요.

아이가 일상적인 대화를 알아들을 만큼 컸다고 해도 '제대로'를 구체적으로 말해 주어야 합니다. '아이가 말을 안 들어요'라고 불평하기 전에 지시가 적절하고 구체적이었는지, 아이 입장에서 이해하기 쉽게 말했는지 확인해 보세요. 아이에게 제대로 지시하기 위해서는 어른도 노력해야 합니다.

정직한 노력만큼 멋진 것은 없습니다

우리는 친구에게 놀림을 받지 않기 위해, 어른에게 꾸지람을 듣지 않기 위해 노력해 왔습니다. 그래서 이런 노력에는 열정이 담겨 있지 않았습니다. 기꺼운 마음으로 노력한 것이 아니기 때문이죠. 억지로 짜낸 노력은 그다지 매력적이지 않습니다.

그러나 원래 노력한다는 것, 노력할 수 있다는 것은 멋진 능력이자 훌륭한 자질입니다. 아이가 기울이는 노력이 긍정적으로 발휘되려면 도

움이 필요합니다. 세상에 도움이 되는 일을 하고 자신의 목적을 달
성하기 위해 노력하는 사람으로 성장하도록 이끌어 주세요.

우리 어른은 아이들이 정직하게 노력할 수 있는 환경을 만들어 주어
야 할 책임이 있습니다. 단지 웃음거리가 되거나 꾸지람을 듣거나 실수
를 피하기 위해 노력하는 것이 아닙니다. 노력은 성공을 위해 필요합니
다. 노력하는 습관을 들일 수 있도록 아이들을 격려해 주세요.

좋은 습관 가이드

아이의 성공을 바란다면 명확하고 구체적인 표현으로 말해 주세요. 정확한
의사소통을 위해서는 어른이 먼저 노력해야 합니다.

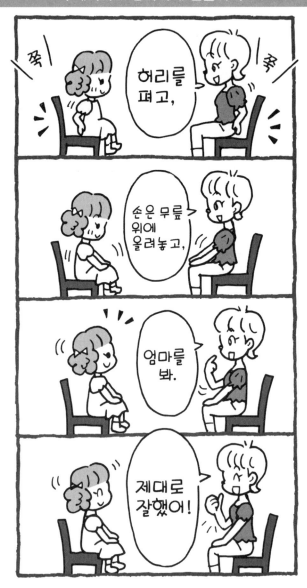

남에게 먼저 말을 걸지 못한다

🔑 **남이 먼저 말을 걸어 주기를 바라지 않나요?**

처음 만난 사람과 대화를 나눌 때 적극적으로 먼저 말을 거는 사람은 대개 20~30% 정도입니다. 상대방이 먼저 말을 걸기를 기다리거나 상황을 보고 먼저 말을 걸지 말지를 결정한다는 사람은 30~40% 정도, 상대방이 먼저 말을 걸면 그 말에 반응한다는 사람은 30% 정도입니다. 특별히 커뮤니케이션 트레이닝을 받지 않은 평범한 사람들의 집단이라면 대부분 이 비율로 나누어집니다.

다른 사람과 대화를 나눌 때 적극적으로 먼저 말을 걸지 않는다는 것은 무슨 의미일까요? 그것은 70~80%의 사람들이 대화 주도권을 상대방에게 미룬다는 의미입니다.

대화 주도권을 상대방에게 주는 행동이 상대방을 존중하는 표현이라고 생각합니다. 그러나 진정으로 상대방을 존중한다면 대화에 책임을 지려는 자세를 보여 주는 것이 중요합니다. 어떤 대화를 나눌지 적극적으로 관여하려는 자세가 필요합니다.

업무 현장에서 처음 만난 사람과 함께 일한다면 어떤 자세를 취해야 할까요?

앞으로 함께 일을 해 나가야 하기 때문에 밝고 긍정적이며, 쉽게 친해질 수 있는 분위기를 만들고 싶을 것입니다. 서로를 신뢰하고 함께 도우며 일할 수 있기를 바라겠죠.

그렇다면 먼저 다가가세요. 먼저 말을 걸어 인간관계를 만들려고 하지 않는다면 상대방이 대화의 책임을 지게 됩니다. 대화 주도권을 상대방이 쥐는 것이지요.

⊙━ 활짝 웃는 얼굴로 먼저 말을 걸어 보세요

물론 상대에게 맞추는 능력도 중요하지만 대화 주도권을 쥐고 화기애애한 분위기 속에서 대화를 이끌고 갈 필요도 있습니다. 누군가 먼저 말 걸어 주기만을 기다리는 수동적인 자세로는 상대방에게 긍정적인 에너지를 주기 어렵습니다.

적극적으로 대화를 리드하려면 먼저 다가가 말을 걸어야 합니다. 대화에 적극적인 자세를 보이면 상대방에게 호감과 신뢰감을 줄 수 있습니다.

아이에게 활짝 웃는 얼굴로 먼저 다가가 말을 거는 습관을 만들어 주세요. 기다리거나 수동적인 자세에서 벗어나 긍정적인 에너지를 주는 훈훈한 분위기를 연출해 보세요. 처음이 중요합니다. 상대방이 적극적으로 말을 걸어 온다면 밝고 긍정적인 에너지를 감사히 받아 한층 더 활기찬 분위기를 만들어 보세요. 서로 적극적인 자세를 보인다면 윈윈(win-win) 하는 관계를 만들 수 있습니다.

🔍 좋은 습관 가이드

처음 만난 사람과 대화할 때 활짝 웃는 얼굴로 먼저 말을 걸어 화기애애한 분위기를 만들도록 가르쳐 주세요. 대화에 적극적인 자세는 상대방에게 호감과 신뢰감을 심어 줍니다.

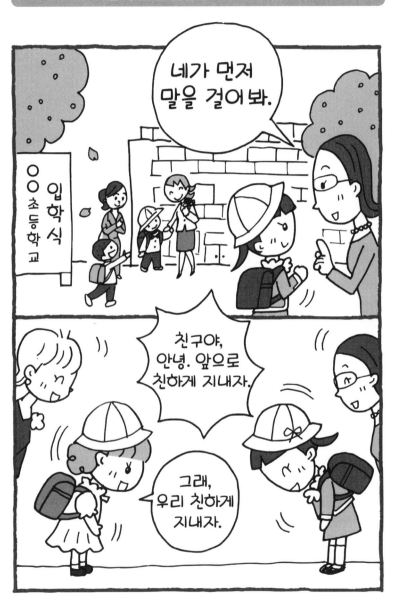

혼내려고 하면
입을 꾹 다문다

🔑 최악의 육아는 혼내지도 화내지도 않는 것입니다

뭔가 잘못해서 꾸짖으려고 하면 입을 굳게 다무는 사람들이 있습니다. 아무 말도 하지 않아 상대방의 화를 더 돋우는 경우도 있습니다. 자신의 잘못을 인정도 부정도 하지 않기 때문입니다.

그럼 여기에서 '혼내는 것'과 '화내는 것'의 차이를 잠시 살펴보겠습니다.

아이를 훈육할 때 흔히들 "화내지 말고 혼을 내라."라는 말을 합니다. 그 둘의 차이는 무엇일까요?

혼을 낸다는 것은 상대방의 좋지 않은 말과 행동을 지적하거나, 좋은 말과 행동을 하도록 이성적으로 말해 주는 것입니다. 혼을 내는 이유는 좋은 방향으로 이끌기 위해서입니다.

반면에 화를 낸다는 것은 역정을 내는 것입니다. 즉 분노의 감정을 표출하는 셈이지요.

'혼내는 것'과 '화내는 것'은 전혀 다르지만 혼동하기 쉽습니다. 우리는 혼을 내다가 분노도 표출하기 때문입니다. 아이들이 잘못을 저지르면 우리 어른은 아이의 잘못을 지적하며 화를 냅니다.

"왜 그런 짓을 한 거야."

"전에도 말했잖아."

"왜 말을 안 듣니."

이처럼 분노의 감정을 억누르며 혼내기란 쉽지 않습니다. 단순히 화를 내는 것과는 다르게 '아이를 올바른 방향으로 이끌어야 한다'는 책임감이 강하기 때문이죠.

객관적인 관점에서는 감정을 넣으면 화를 내는 것이고, 감정을 넣지 않고 이성적으로 말하면 혼을 내는 것이라고 판단합니다. 즉 저를 포함한 대부분의 엄마들은 아이가 잘못을 저질렀을 때 혼을 낸다기보다 화를 낸다고 할 수 있습니다.

화내지 않고 혼내기란 정말 어렵습니다. 그렇다면 화의 감정이 섞이더라도 아이의 잘못을 꾸짖는 것이 낫지 않을까요? 가장 피해야 할 훈육 태도는 화도 안 내고 혼도 안 내는 것입니다. 하지만 그런 부모들 탓에 하면 안 되는 일이 무엇인지 알지도 못한 채 커 버린 아이들이 많습니다. 화를 내도 괜찮으니 제대로 혼을 내세요. 그것이 부모의 책무입니다.

그럼 학교나 사회에서는 어떨까요? 선생님이나 상사는 감정 없이 이성적으로 혼낼 수 있을까요?

선생님이나 상사도 사람입니다. 전혀 감정을 넣지 않고 꾸짖을 수 있는 사람은 극소수에 불과합니다. 학교나 사회에서도 화가 섞인 훈계를 들을 수 있습니다.

⌐야단치는 이유를 구체적으로 설명해 주세요

다시 처음으로 돌아가겠습니다.

화가 섞인 꾸중을 들을 때 아이가 입을 다무는 것은 '분노'의 감정만 받아들이기 때문입니다. 엄마의 노여움만 전해지면 아이는 두려움과 불쾌감, 불안감 등을 느끼고 그저 이 시간이 빨리 지나가기만 바랄 것입니다. 이런 경험이 쌓이면 '분노'라는 감정과 맞닥뜨렸을 때 입을 다물어 버립니다. 아무 말도 안 하는 동안에 엄마의 화가 수그러들기를 기다리는 것이죠. 예전에 말대답을 해서 더 화를 돋우거나 변명으로 치부

되었던 경험이 있기 때문입니다.

우리 어른은 아이를 혼낼 때만큼은 제대로 혼내려고 노력해야 합니다. 감정 섞인 꾸중이라도 상관없습니다. 올바른 방향으로 이끌기 위해 혼낸다는 것을 아이에게 꼭 전해 주세요. 아이가 뭘 잘못했는지, 왜하면 안 되는지, 어떻게 고치면 되는지 구체적으로 알려 주세요. 그리고좋은 방향으로 이끌어야 합니다.

화가 가라앉은 후라도 상관없으니 하고 싶은 말이 잘 전달되었는지 아이에게 확인하세요. 아이에게 잘못된 행동의 이유를 물어도괜찮습니다. 해서는 안 된다는 것을 몰랐는지, 해서는 안 되는 이유를몰랐는지, 알면서도 했다면 그 이유는 무엇인지 물어보세요.

아이에게는 어른이 상상할 수 없는 이유도 있습니다. 아이 변명을 들어 주다 보면 앞으로의 행동(장난이나 실수)을 예측할 수 있습니다. 어떤행동을 할지 미리 예측할 수 있다면 일이 발생하기 전에 주의를 주거나대책을 세울 수 있겠죠.

🔑 잘못의 이유를 제대로 아는 것이 중요합니다
화 섞인 꾸지람을 들을 때 화의 감정에 휩쓸리지 않고 무엇 때문에 혼나는지, 왜 하면 안 되는지, 어떻게 하면 고칠 수 있는지를 구체적으로 알려고 하는 아이 태도가 중요합니다.

혼나는 동안 아이들은 자신이 왜 야단을 맞는지 그 이유를 알 수 있습니다. 자신을 올바른 길로 인도하기 위해서 어른들이 혼낸다는 사실도 알게 됩니다. 혼나는 것을 두려워하지 말고, 자신의 잘못을 깨닫고 고치려고 노력하면 된다고 아이에게 전해 주세요.

🔍 좋은 습관 가이드

혼나면 무조건 입을 닫는 아이들이 있습니다. 이때는 더 나은 방향으로 이끌기 위해 혼내는 것이기에 혼나는 것을 두려워하지 말라고 격려해 주세요.

'고마워', '미안해'란 말을 하지 않는다

○━ '고마워'는 사랑과 호의를 받아들인다는 표현입니다

'고마워'와 '미안해'를 적절히 사용하고 있나요?

감사의 말 대신에 사과의 말을 하고 있지 않나요?

사과해야 할 때 얼버무리지 않나요?

젊었을 때의 저는 누군가에게 고맙다는 인사를 잘하지 못했습니다. 패자가 된 듯한 기분이 들었기 때문입니다. 고맙다는 말을 하기 싫어서 가능한 한 누군가의 도움을 받지 않으려고 노력했습니다. 돌이켜 보면 참으로 어리석었다는 생각이 듭니다.

도움을 받아야만 고맙다는 인사를 하는 것이 아님을 나중에서야 알았습니다. 또 고마움은 미안함과 의미가 다르다는 것도 깨닫게 되었습니다.

아이가 누군가에게 과자를 받았을 때 "고맙다고 해야지."라는 엄마의 말에 머뭇거리며 "고마워."라고 인사하는 모습을 보면 귀엽지 않나요?

그네를 양보해 주거나 친절하게 대할 때도 고맙다는 인사를 합니다. '고마워'는 상대방의 사랑과 호의를 있는 그대로 받아들인다는 의미입니다.

며칠 전 공원에서 벤치 위에 놓여 있던 빈 음료수 캔을 주워 근처 쓰레기통에 버린 적이 있습니다. 그 모습을 본 어떤 분이 "감사합니다."라고 인사를 건넸습니다. 그때 고맙다는 말이 참 아름다운 말이라는 것을 새삼 깨달았습니다.

고맙다는 말을 더 많이 사용해도 된다고 생각합니다. 고맙다는 말을 사용할 때마다 사랑과 호의를 주고받을 수 있습니다. 사랑과 호의가 넘치는 세상이 살기 좋지 않을까요?

누군가의 도움을 받았을 때만 감사하는 것이 아닙니다. 누군가의 행동이나 말에서 사랑과 호의가 느껴진다면 '고마워'라는 인사를 건네는 것은 어떨까요?

⚷ '미안해'는 자신의 잘못을 인정하는 첫걸음입니다

'미안해'는 어떤가요?

사과해야 할 때 제대로 된 사과를 하나요? 아니면 대충 얼버무리나요? 왜 사과다운 사과를 못 하는지 생각해 보세요.

누구나 자신의 잘못이나 실수를 인정하기 싫어합니다. 잘못이나 실수를 감추거나 속이고 싶은 마음은 이해합니다. 비난과 꾸중을 피하고 싶은 마음, 자신을 지키고 싶은 마음이 드는 것도 당연합니다.

그러나 잘못을 인정하지 않으면 앞으로 나아갈 수 없습니다. 잘못을 바로잡지 않으면 상황은 더욱 심각해집니다.

우리 어른은 아이들이 실수를 하거나 잘못을 하면 사과하도록 유도합니다. 하지만 단순히 사과로 끝내서는 안 됩니다. '미안해'는 상황을 수습하는 첫걸음에 불과합니다.

⚷ 사과한 후의 행동이 중요합니다

친구 집에서 아이가 장난을 치며 놀다가 꽃병을 넘어뜨린 상황을 상상해 보세요. 꽃은 여기저기 흩어지고 꽃병에서 쏟아진 물이 바닥을 흥건히 적시고 있습니다.

내 눈앞에 이런 상황이 펼쳐진다면 어떻게 해야 할까요?

대부분의 엄마들은 아이에게 사과하게 하고 그것으로 끝냅니다.

하지만 사과한 후의 행동이 더 중요합니다.

아이와 함께 걸레로 바닥을 닦거나 꽃병에 다시 물을 넣고 꽃을 꽂아 보세요. 아이가 할 수 있는 범위 안에서 반드시 함께 뒤처리를 해야합니다. 엄마가 혼자서 하지 않도록 주의하세요.

누구나 실수하기 마련입니다. 그 실수의 뒤처리를 어떻게 하느냐가 중요합니다. 뒤처리의 첫걸음이 바로 사과입니다. '미안해'는 스스로 책임진다는 표현이자 자신의 책임을 세상에 알리는 말입니다. 저지른 잘못이 아니라 앞으로 해야 할 일을 파악할 수 있는 말입니다.

아이가 잘못이나 실수를 했을 때는 뒤처리 방법을 가르칠 수 있는 기회이기도 합니다. 이 기회에 책임지는 법도 함께 가르쳐 주세요.

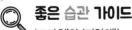

좋은 습관 가이드

'고마워'와 '미안해'는 세상과 소통하기 위해 사용하는 말이라고 가르쳐 주세요.

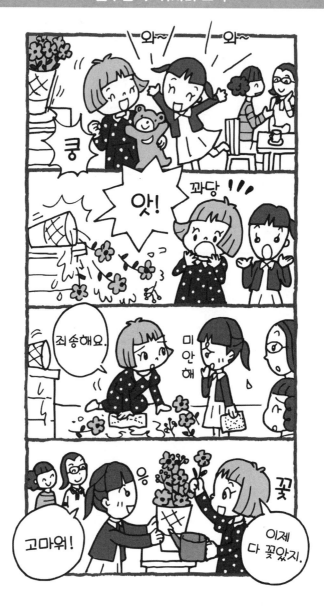

같은 반 친구들의 이름을
외우지 못한다

🔑 다른 사람에게 관심을 갖도록 도와주세요

같은 반 친구들의 이름을 좀처럼 외우지 못하는 아이들이 있습니다. 이름을 기억하지 못하는 이유는 다른 사람에게 관심이 없기 때문입니다. 다른 사람에게 관심이 없다는 것은 무슨 의미일까요?

그것은 나만 생각하고 주변을 살피지 않는다는 것입니다. 또는 주변을 살피더라도 사람이 아니라 사물에 관심을 기울이는 경우입니다.

아이가 성장하는 동안에는 자신만 생각하거나 사람보다 사물에 더 많은 관심을 기울여도 괜찮습니다. 주변에서 자기중심적인 아이라고 볼 수도 있겠지만 그런 시기가 있는 것은 자연스러운 일이므로 나무라거나 혼낼 필요가 없습니다.

그러나 커서도 사람에게 관심이 없다면 제대로 된 사회생활을 이어 가기 어렵습니다. 아이가 친구들의 이름을 전혀 기억하지 못한다면 이름을 외울 수 있도록 도와주어야 합니다. 조금씩 사람에게 관심을 갖도록 유도할 필요가 있습니다. 예를 들면 아이 스스로 공부하는 습관을 갖도록 도와주는 것처럼 사회성을 익히도록 도와주어야 합니다.

🔑 아이에게 친구와 나눈 이야기를 자주 물어보세요

얼굴과 이름을 일치시키지 못하는 아이들이 늘고 있습니다. 사진이나 동영상을 활용해 조금씩이라도 기억할 수 있도록 도와주세요. 반에 어떤 친구가 있는지 매일 의식해서 이야기하는 것만으로도 달라집니다.

낯선 사람이 많은 곳보다는 아는 사람이 많은 곳이 아이에게 안정감을 줍니다. 부모가 아이 친구에 대해 잘 알고 있는 것도 아이를 안심시키는 데 도움이 됩니다.

사회인이 갖추어야 할 중요한 능력 중 하나가 타인의 이름을 기억하는 것입니다. 우리는 누군가 이름을 불러 주면 그 사람에게 친밀감을 느낍니다. 이름을 불러 줌으로써 관계성을 만들어 가는 것이죠.

🔍 좋은 습관 가이드

상대방 이름을 기억하는 것이 관계를 맺는 첫걸음입니다. 아이가 친구들의 이름을 잘 기억하도록 사진이나 동영상 등을 활용해 도와주세요.

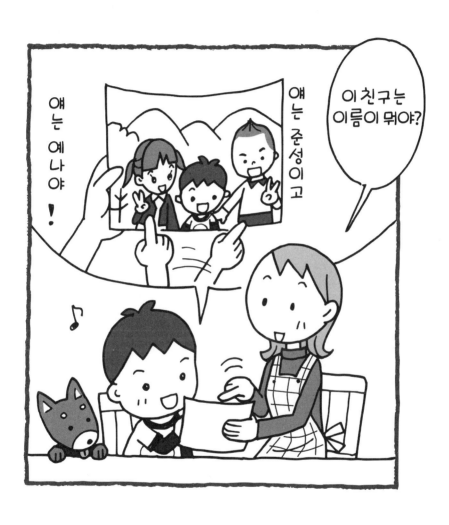

잘못을 인정하는 대신
변명을 한다

○━━ 변명 대신 잘못을 인정하는 법을 알려 주세요

할 일을 제대로 안 했을 때 유난히 말이 많아지는 사람이 있습니다. 이런저런 이유로 그럴듯하게 둘러댑니다. 그 변명에 넘어간 상대방은 이렇게 위로를 합니다.

"큰일 날 뻔했네."

"이번에는 어쩔 수 없지 뭐."

"안 해도 괜찮아."

이런 일이 자꾸 반복되다 보면 상대방은 왠지 모를 위화감을 느낍니다. 하지만 그럴듯한 변명 때문에 화를 내기도 미워하기도 애매한 상황에 놓이게 되지요. 결국 약속을 지키지 않는 사람에게는 중요한 일을 맡기지 않을뿐더러 큰 기대도 하지 않습니다.

능숙한 변명 덕에 싫어하는 사람이 없어 대인관계는 원만하겠지만 사람들에게 신뢰감을 주지는 못합니다. 약속을 지키거나 해야 할 일을 반드시 하는 습관을 익히는 대신에 변명하는 기술만 익힌 결과죠. 신뢰받지 못하는 사람이 된다는 것은 참 슬픈 일입니다.

약속을 지키거나 할 일을 끝마치기 위해서는 노력이 필요합니다. 경우에 따라서는 할 수 없는 일이 맡겨질 때 솔직히 말할 수 있는 용기도 내야 합니다.

특히 중요한 것은 자신의 언동이 어떤 결과를 가져올지 스스로 인정하는 자세입니다. 할 수 없는 일은 할 수 없다고 인정하고, 하지 않은 일은 하지 않았다고 인정해야 합니다. 그 순간 신뢰를 잃게 된다는 생각에 괴로울지도 모릅니다. 하지만 인정하지 않고서는 서로 간에 신뢰를 쌓을 수 없습니다.

신뢰는 말이 아니라 행동과 결과로 얻어집니다. 하지 않은 일을 솔직히 인정하는 자세와 약속을 지키고자 노력하는 자세가 신뢰를 낳습니다.

혹시 변명을 잘하는 아이로 키우고 있지 않나요?

평상시 아이에게 추궁하듯 묻지 않나요?

이유를 심하게 추궁한다면 변명에 능숙해질 뿐입니다.

아이가 할 일을 제때 안 했다면 우선 그 이유를 먼저 확인하세요. 못한 것인지, 안 한 것인지 살펴보고 앞으로 어떻게 할지 물어보세요.

 좋은 습관 가이드

변명에만 능숙해지면 신뢰를 얻지 못합니다. 하지 않은 일은 솔직하게 인정하는 아이로 키워 주세요.

혼자 모든 것을
결정하고 싶어 한다

🔑 사회의 소중한 일원이라고 알려 주세요

삶을 스스로 결정하는 것만큼 중요한 일은 없습니다. 하지만 혼자 모든 것을 결정하기란 불가능합니다. 우리는 사회 속에서 서로 도우며 공존할 필요가 있기 때문입니다.

요즘 아이들은 자신의 삶만 중요시하는 경향이 있습니다. 그래서인지 공공장소에서 지켜야 할 규칙을 잘 실천하지 못하거나 튀는 행동을 하곤 합니다. 이런 아이들은 자신을 사회와 분리된 존재로 여기는 경향이 큽니다. 자신도 사회의 일부라는 자각이 희박한 것이죠. 어떤 의미에서는 '자기중심적 사고가 강하다'고 볼 수도 있겠지만 제멋대로 구는 것과는 또 다릅니다.

나란 존재가 세상에 없어서는 안 될 존재라는 사실을 인식하지 못한

채 어른이 된 사람도 많습니다.

  갓 태어난 아이들은 자신과 타인을 구별하지 못합니다. 점점 성장하면서 자신과 엄마가 별개의 인격체라는 사실, 자신과 세상이 별개라는 사실을 인식하고 자아를 확립해 갑니다. 그 과정 속에서 그리고 자아가 확립된 이후에도 세상과 만나고 소통하는 과정을 거칩니다.

  예전에는 자신이 나고 자란 고향에서 생을 마치는 사람이 많았습니다. 한정된 지역에서 일생을 보내던 시대에는 자신의 설 자리와 수행할 역할을 쉽게 알 수 있었습니다. 그러나 오늘날에는 거주지 이동이 잦아지면서 지역 사회에 대한 소속감 또한 약해졌습니다. 게다가 지금은 인터넷과 각종 미디어를 통해 전 세계의 정보를 손쉽게 접할 수 있어, 국한된 지역이 아니라 지구촌 차원에서 자신의 설 자리와 수행할 역할을 생각할 수 있습니다. 바야흐로 언제라도 세상을 향해 나아갈 수 있는 시대입니다.

◐━ 누군가를 도와줌으로써 세상과 소통이 가능합니다

지구촌 세상에서 남들과 어울려 살기 위해서는 사회의 중요한 일원이라는 자각이 필요합니다. 아이에게 사회 구성원이라는 자각을 심어 주는 가장 간단한 방법은 남을 돕게 하는 것입니다. 가정이라는 작은 사회 안에서 설 자리와 역할을 아이에게 마련해 주세요.

우선 누구에게 어떤 도움을 줄지 가족끼리 대화를 나누며 정합니다. 자신의 행동이 주위에 어떤 영향을 미치는지 배울 기회입니다. 이 과정을 거쳐 자신의 삶이지만 모든 것을 스스로 결정할 수 없다는 사실을 알게 됩니다.

아이가 어느 정도 성장하면 활동 범위를 넓혀 지역 사회에서 봉사 활동이나 모금 활동 등을 하는 것도 괜찮습니다. 세상에 도움이 되고 필요한 존재라는 사실을 느끼면 정서적인 안정감뿐만 아니라 행복감도 높아집니다. 이론이 아니라 감각으로 세상과 소통하는 경험을 쌓도록 도와주세요.

좋은 습관 가이드

다른 사람들과 소통하며 어울려 살아가도록 다양한 기회를 만들어 주세요. 봉사 활동이나 모금 활동 등도 좋은 방법입니다.

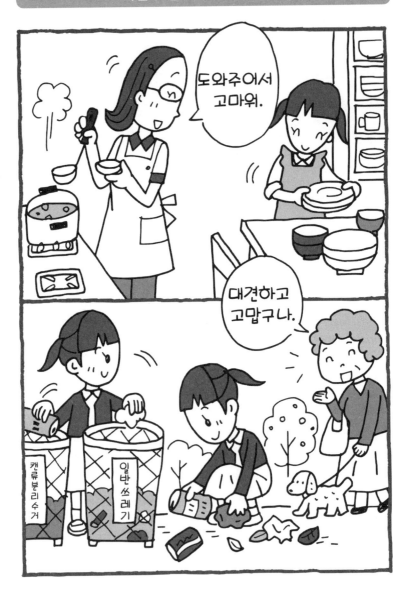

제 4 장

책임감 없는 사람으로 만드는 나쁜 습관

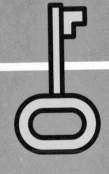

시식 코너를
지나치지 못한다

◎━ 경제관념은 어릴 때부터!

남녀노소 할 것 없이 마트에 가면 꼭 들르는 곳이 있습니다. 바로 시식 코너입니다. 신제품, 한정 상품이라는 말에 결국 지갑을 엽니다. 충동 구매하는 습관이 있다면 시식 코너를 지나갈지 잠시 생각해 보는 것이 좋습니다.

눈앞에 있는 물건에 마음이 끌려 본래 목적과는 다른 소비를 하거나 충동적으로 행동하는 습관은 그다지 권장할 만한 것이 아닙니다.

지금은 정보와 상품, 서비스 등이 넘쳐 나는 시대입니다. 자신에게 꼭 필요한 물건인지 꼼꼼하게 따지는 습관을 들이지 않으면 순식간에 돈과 시간을 다 써 버릴 수도 있다는 점을 명심해야 합니다.

물질이 풍족한 시대에는 일찍부터 아이에게 경제 능력, 즉 돈 관리하는 능력을 키워 주어야 합니다. 학교에서는 자신의 힘으로 용돈을 버는 방법이나 용돈을 적절하게 관리하는 방법을 가르쳐 주지 않기 때문에 가정에서 가르쳐야 합니다.

자신에게 무엇이 이익이고 무엇이 손해인지 잘 모르는 어른도 의외로 많습니다. 학교나 가정에서 제대로 배운 적이 없기 때문이죠.

경제적으로 성공한 아이로 키우기 위해서는 무엇을 어떻게 가르쳐야 하는지, 어떤 습관을 피해야 하는지, 어떤 습관을 들이는 것이 바람직한지 함께 생각해 봅시다.

마트에 가서 시식 코너를 돌지 않으면 손해를 본 듯한 기분이 드나요? 우리는 뭔가를 공짜로 먹거나 마시면 이익을 보았다고 생각합니다. 소비자는 돈을 지불하지 않고 이익을 보았다고 생각하면 지갑을 활짝 여는 경향이 있습니다. 마트에서는 그런 소비자의 심리를 노려 시식 코너를 만들고 무료 샘플을 줍니다.

기업의 판매 전략 중 하나라는 사실을 알고 있었나요? 정말 소비자에게 이익인지는 사용한 돈으로 판단할 수 있습니다. 예상보다 많은 돈을 사용했다면 마트 측이 이익을 본 것이겠죠.

현명한 소비를 하도록 행동을 바꾸어야 합니다. 충동 구매를 자제하고 돈을 계획성 있게 사용해 보세요. 아이가 시식 코너를 지나치지 못한다면 평소 때 이상으로 지갑을 꽉 닫을 필요가 있습니다.

🔍 좋은 습관 가이드

자녀에게 계획성 있게 지출하는 법을 알려 주세요. 마트나 문방구에 가기 전 필요한 물건 목록을 작성하는 것도 좋은 경제 교육입니다. 뭔가를 공짜로 얻으면 오히려 손해를 볼 수도 있다는 사실을 알려 주세요.

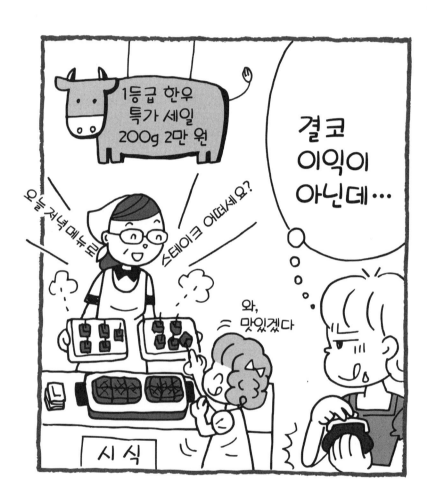

보여 주기식
숙제를 한다

0ᅳᄀ 부모 욕심을 위해 숙제를 함께하는 것은 아닌가요?

여름방학 만들기 숙제를 부모가 대신 해 주는 것은 바람직할까요? 그렇지 않다면 그 이유는 무엇일까요?

평소에는 바빠서 시간을 낼 수 없는 엄마, 아빠와 함께 숙제를 하면서 대화도 나누고 좋은 추억 거리도 쌓을 수 있습니다. 숙제를 함께하는 그 자체는 나쁘지 않죠. 하지만 아이 숙제를 과도하게 도와주다 보면 문제가 발생합니다.

아이 숙제가 곧 부모 숙제가 되지 않나요?

아이가 만들고 싶은 것을 만드는 것이 아니라 그럴듯하고 멋진 작품을 만들려고 하지 않나요?

만드는 과정 자체를 즐기거나 더 좋은 작품을 만들려고 궁리하는 것이 아니라 누군가에게 보여 주기 위해서, 칭찬받기 위해서 숙제를 하지 않나요?

부모의 욕심을 채우기 위해서 숙제를 하지 않나요?

앞의 질문에 몇 개나 해당이 되나요? 대부분 그렇다는 생각이 든다면 부모 욕심을 위해 숙제를 도와주는 것은 아닌지 생각해 보세요.

숙제를 부모가 대신 하는 것은 아이 주체성을 빼앗는 행위입니다. 아이도 작품 완성도를 높이기 위해서는 부모가 대신 해 주는 편이 더 낫다고 생각할지도 모릅니다. 스스로 생각하고 만들어 가는 과정보다 결과를 중요시 여기는 아이로 키우지 않도록 조심해야 합니다.

당연히 아이보다 어른이 더 잘 만듭니다. 아이가 부모 도움 없이 스스로 하는 일을 무의미하다고 느껴 자신을 가치 없는 존재, 무력한 존재로 여기지 않도록 해야 합니다. 아이가 자신을 가치 있는 존재로 여겨야 사회에 나가서도 가치 있는 일을 할 수 있습니다. 자신을 가치 없는 사람이라고 생각한다면 유익한 일은 할 수 없습니다.

멋진 작품을 만든다고 해서 반드시 좋은 것은 아닙니다. 아이 스스로 생각하고 궁리하는 과정이야말로 가치 있다는 것을 명심하기 바랍니다.

　가족과 여유로운 시간을 보낼 수 있는 여름휴가를 기회로 삼아 새로운 도전을 해 보세요. 아이 성장을 위해, 아이 의욕을 끄집어내기 위해, 아이 노력을 허사로 만들지 않기 위해 도전이 필요합니다.

　부모는 아이의 새로운 도전에 힘을 보태 주면 됩니다. 도전 주체는 어디까지나 아이입니다. 아이 가치를 찾아내어 격려해 주고 인정해 주세요.

🔍 좋은 습관 가이드

만들기 숙제는 아이 주체성을 이끌어 내는 기회입니다. 그 아이만의 가치를 찾도록 격려해 주세요.

갖고 놀지 않는
장난감이 많다

🔑 장난감 재활용 방법을 알려 주세요

더 이상 갖고 놀지 않는 장난감이 많다는 것은 돈을 낭비했다는 점에서 바람직하지 않습니다. 하지만 돈을 낭비했다는 것보다 장난감을 그대로 방치한 것이 더욱 문제입니다. 장난감이 장난감으로서 역할을 다하지 못한 셈이죠.

아이가 원해서 사 주었는데 더 이상 찾지 않는 이유는 무엇일까요?

장난감으로서 재미가 없거나 처음에는 재미있었지만 몇 번 가지고 놀다 보니 싫증이 났을 수 있습니다. 그렇다면 그런 장난감들을 어떻게 처분할지 생각해 보세요.

필요한 사람에게 선물하거나 프리마켓이나 인터넷으로 파는 방법도 좋습니다. 이런 식으로 필요 없어진 장난감에 새 생명을 불어넣을 수 있습니다.

나에게는 불필요한 물건이라도 누군가에게는 필요한 물건일 수 있습니다. 누군가가 흔쾌히 사용해 준다면 자원을 재활용할 수 있습니다. 아이에게 자원 재활용을 경험할 수 있는 기회를 만들어 주세요.

☞ 물건을 소중히 여기는 마음을 길러 주세요

갖고 놀지 않는 장난감을 언제까지나 곁에 두는 습관은 그다지 좋지 않습니다. 자원이 낭비되기 때문이죠. 자원을 헛되이 낭비하는 것이 왜 안 좋은지 이해하면 경제관념을 쌓는 데 도움이 됩니다.

또 장난감이 너무 많은 탓에 어떤 장난감이 있는지 파악하지 못하는 것도 바람직하지 않습니다. 물건을 소중히 다루는 기본은 자신이 소유한 물건을 제대로 파악하는 것입니다. 자원을 효율적으로 활용하고 자기 물건을 소중히 다루는 아이로 키우세요.

🔍 좋은 습관 가이드

필요 없는 물건은 아이와 상의해 재활용하세요. 소유한 물건을 효율적으로 활용해야 자산이 된다고 가르쳐 주세요.

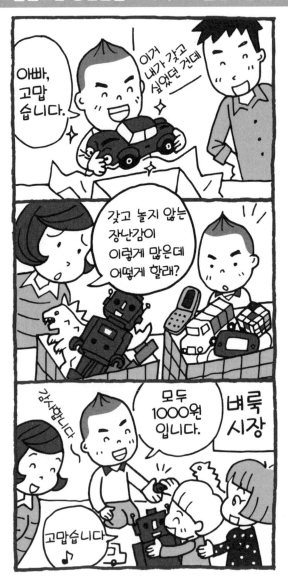

용돈이 부족하면
더 달라고 한다

○─ 금전 감각은 용돈에서!

스스로 용돈 관리를 하면 금전 감각을 키울 수 있습니다. 피부로 느끼는 금전 감각은 매우 중요합니다. 부모라면 누구나 자녀에게 부를 쌓을 수 있는 금전 감각을 키워 주고 싶을 것입니다.

하지만 한정된 용돈을 제대로 관리하지 못하면 금전 감각을 익히기 어렵습니다.

쓸 돈이 부족할 때 누군가에게 빌리면 그만이라는 마인드로는 평생 빚에 허덕일 수 있습니다. 실제로 사회인이 된 이후에도 부모에게서 경제적 지원을 받는 경우가 많다고 합니다. 소득에 비해 지출이 과한 생활을 하거나 마구잡이 쇼핑을 즐기는 젊은이들이 늘고 있습니다.

간단한 절차로 돈을 빌릴 수 있는 카드론을 이용해 쉽게 돈을 빌리다 보니 이자가 산더미처럼 불어나 경제적으로 궁핍한 생활을 하는 젊은이들의 이야기를 종종 듣곤 합니다. 대출 지식이 부족한 데서 비롯된 결과입니다.

⚷ 건전한 금전 감각을 길러 주세요

어떻게 하면 아이들에게 건전한 금전 감각을 키워 줄 수 있을까요?

용돈을 스스로 관리하게 함으로써 금전 감각을 익힐 수 있도록 도와주세요. 건전한 금전 감각이란 소득을 초과한 지출을 하지 않는 것, 가지고 있는 돈의 한도 내에서 사용하는 것입니다.

사고 싶은 물건이 있더라도 용돈이 부족하면 다음 용돈을 받을 때까지 기다리는 습관을 들이는 것이 좋습니다. 집안일을 돕거나 아르바이트를 해서 부족한 용돈을 보충하는 방법도 있습니다. 아이가 용돈을 직접 관리하며 금전 감각을 익혀야 하기 때문에 용돈이 부족하더라도 더 주지 않도록 주의하세요.

> 🔍 **좋은 습관 가이드**
> 건전한 금전 감각을 익히는 것이 풍요로운 미래를 만드는 토대가 된다는 사실을 일깨워 주세요. 용돈을 직접 관리하면 금전 감각을 익힐 수 있습니다.

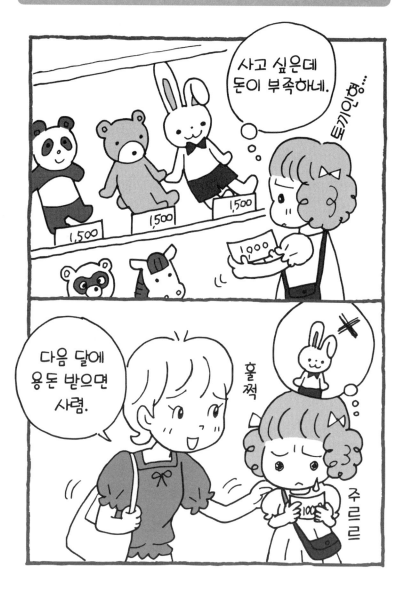

커닝을 해도 들키지만 않으면
된다고 생각한다

○━ 남을 속여서는 경제적으로 성공할 수 없다

커닝을 하면 왜 경제적으로 성공할 수 없을까요?

커닝은 시험 중에 부정행위를 저지르는 것을 말합니다. 그런데 커닝의 원래 뜻은 '교활한'입니다. 교활한 짓을 해도 운이 좋아 들키지 않았다고 생각하는 사람은 성공하지 못합니다. 경제적으로 여유 있는 삶을 꾸릴 수 없습니다.

이런 사람들은 교활한 행동을 해도 들키지만 않으면 된다고 생각하거나 정직한 사람을 바보로 보는 잘못된 신념을 갖고 있기 때문에 정당하게 노력하거나 성실하게 일하지 않습니다.

'잘못된 신념'이라고 표현한 이유는 정당하게 노력하고 성실하게 일하는 것이 성공할 수 있는 가장 확실한 방법이기 때문입니다.

부도덕한 짓을 하거나 남을 속여 이득을 챙길 수도 있겠지만 부정행위가 발각되었을 때 리스크는 상당합니다. 수지타산이 맞지 않는 일입니다. 경제적 득실을 따지는 능력이 부족하기 때문에 성공하지 못하는 것입니다.

신뢰는 한순간에 무너질 수 있습니다. 한번 무너진 신뢰는 좀처럼 회복하기 어렵습니다.

장기적인 관점에서 보면 착실하고 성실하게 사는 것이야말로 인생에서 성공하는 길입니다. 남에게 신뢰도 받을 수 있고, 경제적으로도 풍요로워질 수 있습니다.

◎━ 장기적인 관점에서 생각하는 힘이 중요합니다

커닝을 해서 일시적으로는 성적이 올랐다고 하더라도 장기적인 관점에서 보면 인생에 득이 되지 않습니다. 그런데 아이들은 긴 안목으로 사물을 파악하지 못합니다. 들키지만 않으면 된다는 짧고 얕은 유혹에 빠집니다.

그렇게 생각하는 아이들에게는 커닝을 하면 안 되는 이유, 부정행위를 하면 안 되는 이유를 인내심을 가지고 여러 번 설명할 필요가 있습니다.

정당하게 노력하고 성실하게 일하는 것이 멋지게 성공하는 확실한 방법이라는 사실을 아이들에게 전해 주세요.

좋은 습관 가이드

신뢰를 쌓는 데는 오랜 시간이 걸리지만 신뢰가 무너지는 것은 한순간입니다. 어떤 행동이 진정한 이익인지 판별할 수 있는 눈을 기르도록 도와주세요.

물건을 잘 잃어버린다

○━ 물건을 소중히 여겨야 성공할 수 있습니다

아이가 물건을 잃어버려도 대수롭지 않게 생각한다면 경제관념이 제대로 잡히지 않은 것입니다.

물건을 자주 잃어버린다는 것은 자기 물건을 잘 관리하지 못한다는 의미이며, 공간 관리 능력이 부족한 아이라고 할 수 있습니다.

여기에서는 경제적 관점에서 물건을 자주 잃어버리는 습관에 어떤 문제점이 있는지 생각해 보겠습니다.

물건을 잃어버린다는 것은 금전적 손해만 의미하지 않습니다.

물건에는 그것을 사용한 사람의 추억이 깃들어 있습니다. 물건을 잃어버리더라도 그 물건에 담겨 있는 추억을 되새기다 보면 어디에서 잃어버렸는지 기억이 날 수도 있습니다.

조금 과장된 표현을 하자면 끌어당기는 힘이라고 할 수 있습니다. 그러나 너무 많은 물건을 소유하거나 물건에 관심이나 애정이 희박한 경우에는 이 힘이 작동하지 않습니다.

분실한 물건이 많더라도 잃어버린 것에 대해 안타까움을 느낀다면 물건과 자신 사이에서 서로 끌어당기는 힘이 작동할 수 있습니다. 하지만 물건을 잃어버려도 아무렇지 않다면 그 힘은 작동하지 않습니다.

물건을 자주 잃어버리면 물건과 돈이 나에게서 멀어집니다. 물건과 사람 사이에 서로 잡아당기는 힘이 없어서는 경제적으로 성공하기 어렵습니다.

🄋─┘ 포기하지 않고 찾도록 격려해 주세요

아이들은 아직 관리 능력이 미숙해 물건을 자주 잃어버립니다. 그럴 때는 포기하지 않고 주변을 샅샅이 찾아보도록 유도하세요.

분실물을 다시 찾았던 경험이 중요합니다.

찾지 못하더라도 다시 사 주지 않도록 해 주세요.

물건에는 생명이 없지만 만들어지고 팔리고 누군가의 소유물이었다는 나름의 역사가 있습니다. 인연이 있었기에 물건의 주인이 된 것입니

140

다. 다른 사람이 소유한 물건과는 다른 것입니다.

　이 세상에 같은 물건은 하나도 없다고 생각하며 자신의 물건을 소중히 여겨야 합니다.

좋은 습관 가이드

이 세상에 같은 물건은 하나도 없습니다. 아이에게 물건을 소중하게 다루는 법을 가르쳐 주세요. 물건을 자주 잃어버린다면 찾는 습관이 필요합니다.

청소 당번을
지키지 않는다

O─ 책임을 다하는 사람 주변에 사람들이 모입니다

학창시절에 청소 당번을 지키지 않는 친구가 있지 않았나요?

예를 들면 학교 운동장을 청소해야 하는데 아예 안 오거나, 일부러 늦게 오거나, 아무런 말도 없이 사라지거나, 멍하니 서서 시간이 지나가기만 기다리는 친구들이 있지 않았나요? 그런 사람들은 성공하기 힘듭니다.

성공한 사람들은 하나같이 부지런합니다. 누가 보든 안 보든 부지런히 일합니다. 자신에게 이익이 되지 않는 일이라도 열심히 합니다. 남이 하기 싫어하는 일도 앞장서서 합니다. 열심히 하는 사람 뒤에 숨어 게으름을 피우지 않습니다.

이런 모습을 보고 주변에 사람들이 모여들어 믿고 응원해 줍니다. 이 사람이라면 성공할 수 있다고 확신하는 것이지요.

사람은 누구나 남에게 인정받고 싶어 합니다. 여러분이 사장이라면 부지런하고 책임감이 강한 젊은이, 누가 보든 안 보든 항상 열심히 하는 젊은이를 채용하고 싶을 것입니다.

약속을 지키지 않고 책임을 회피한다는 것은 자신의 일할 수 있는 능력, 일할 수 있는 몸, 일할 수 있는 시간, 일할 수 있는 기회를 전혀 활용하지 못한다는 의미입니다. 자신에게 주어진 책임을 다하지 않으면 능력을 발휘할 수 있는 기회도 점점 줄어듭니다.

하지만 능력을 발휘할 기회를 놓치지 않는다면 경제적으로 성공할 수 있습니다. 능력을 얼마나 발휘하느냐에 따라 경제적 성공의 크고 작음도 결정됩니다.

경제적으로 성공하기 위해서는 맡은 일에 최선을 다하는 책임감을 가져야 한다고 아이에게 가르쳐 주세요.

🔍 **좋은 습관 가이드**
성공하는 사람은 누가 보든 안 보든 열심히 일합니다. 청소 당번 같은 작은 일일지라도 부지런히 일하는 모습이 그 사람의 가치를 결정합니다.

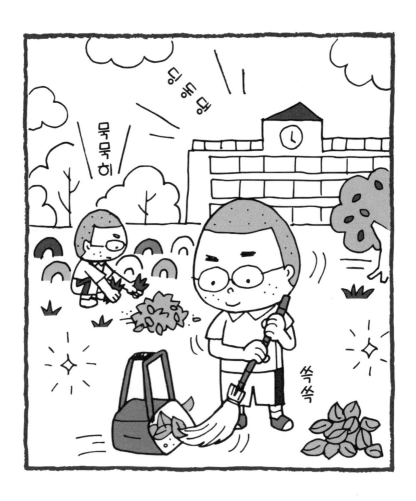

제 5 장

의존적인 사람으로 만드는 나쁜 습관

뷔페에서
항상 음식을 남긴다

○━ 음식이 식탁에 올라오기까지 과정을 설명해 주세요

뷔페에서는 아무리 음식을 많이 먹어도 동일한 가격을 지불하기 때문에 아이에게 음식을 남겨도 된다고 가르치지 않나요?

아이가 음식을 흘리며 지저분하게 먹거나 의자 위로 올라가도 그냥 보고만 있지 않나요?

아니면 먹을 수 있을 만큼만 덜도록 가르치고 있나요?

학교에서는 교육의 일환으로 아이들에게 급식 지도를 하며 다음 내용을 가르칩니다.

음식을 소중히 여기고 감사하는 마음으로 먹는다.

요리해 준 분, 배식해 준 분께 감사한다.

식재료를 생산해 준 분께도 감사한다.

올바른 식사 예절을 익힌다.

음식을 섭취해야 에너지를 얻고 건강한 몸을 만들 수 있다.

골고루 균형 있게 먹는 것이 중요하다.

올바른 식사 예절은 학교뿐만 아니라 가정에서도 가르쳐야 합니다. 일상생활에서 가장 중요한 것이 바로 음식을 먹는 행위입니다.

우리는 음식을 먹는 행위로 수많은 혜택을 누린다는 사실을 깨닫고, 그 혜택에 감사할 줄 알아야 합니다. 부모는 아이가 음식이 만들어지기까지 애쓴 사람들에게 감사하며 남김없이 잘 먹기를 바랄 것입니다.

뷔페에 가면 다양한 종류의 음식이 즐비합니다. 집에서는 좀처럼 맛볼 수 없는 진귀한 음식들도 가득 있지요. 다양한 음식을 맛볼 수 있는 뷔페에 들어서면 아이들은 뛸 듯이 기뻐합니다.

그러나 뷔페라고 해서 음식을 소중히 여기지 않아도 되는 것은 아닙니다.

뷔페에 가면 눈살이 찌푸려질 정도로 시끄럽게 떠들며 음식을 지저분하게 먹는 사람들이 있습니다. 음식을 소중히 여기지 않는 사람들은 대개 수선스럽고 이기적이며 주위를 배려하지 않습니다.

아이들은 부모가 하는 행동을 보고 배웁니다. 음식을 소중히 여기고 감사할 줄 아는 아이로 키우고 싶다면 부모부터 제대로 된 식사 예절을 지켜 주세요.

좋은 습관 가이드

음식을 소중히 여기는 아이가 작은 것도 소중히 여깁니다. 뷔페에서도 음식을 남기지 않고 정량만 먹도록 관리해 주세요.

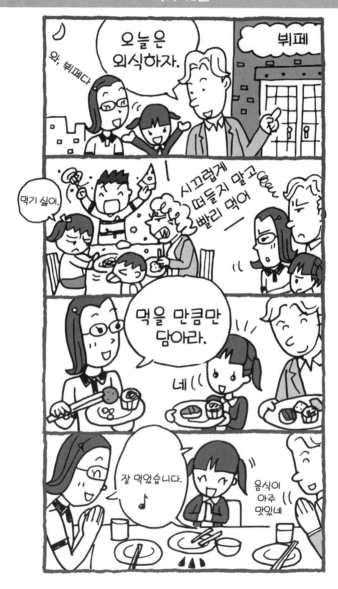

집안일은
부모 몫이라고 생각한다

○— 집안일에도 가치가 있습니다

해도 해도 끝이 없는 것이 집안일입니다. 매일 반복되는 지루한 일상에서 탈출하고 싶다 생각한 적이 있나요? 집안일과 육아에 지쳐가던 저는 답답한 일상에서 탈출을 꿈꾸기도 했습니다.

장을 보고 식사를 준비하고, 아이에게 밥을 먹이고 치운다.
세탁기를 돌리고 빨래를 널고, 마른 빨래를 걷어서 개고 장롱에 넣는다.
욕조에 물을 받아 아이를 씻기고 욕실을 청소한다.
청소하고 정리하고, 청소하고 정리하고 계속 반복된다.

도돌이표 같은 집안일은 누구 몫일까요? 엄마 몫일까요? 아빠 몫일까요? 아니면 가족 모두 몫일까요? 누구 몫인가를 따지기 전에 '집안일이 가족에게 얼마나 도움이 되는지' 먼저 생각해 보세요.

바깥일과 다르게 집안일로는 돈을 벌 수 없습니다. 아무리 열심히 집안일을 해도 급여가 나오는 것은 아니죠. 하지만 누군가는 해야 하는 일입니다. 아무도 집안일을 하지 않는다면 집 안은 엉망이 되겠죠. 돈을 지불하더라도 누군가는 집안일을 해야 합니다.

그렇다면 집안일은 가치 있는 일이 아닐까요?

집안일의 가치를 한번 생각해 봅시다.

깨끗이 정돈된 집에서 생활한다.

영양과 사랑이 가득 담긴 엄마표 음식을 먹는다.

청결한 옷을 입고 청결한 이불을 덮고 잔다.

집을 안전하고 안심할 수 있는 공간, 가족이 편히 쉴 수 있는 공간으로 만든다.

학교나 직장에서 소진한 에너지를 재충전할 수 있는 장소로 만든다.

집안일이 이 같은 가치를 제공한다면 어떻습니까? 집안일을 하는 보람이 있다고 생각하지 않나요?

○― 함께 집안일을 하면 가족이 행복해집니다

육아에 지쳐 집안일 따위 내팽개치고 싶었을 때는 집안일은 가치가 낮은 일, 보람이 없는 일, 해도 해도 끝이 없는 일이라고 생각했습니다.

이제 아이들이 커서 집안일은 한결 수월하지만 왠지 마음 한구석이 허전했습니다. 아이와 함께 옷을 개거나 설거지를 하는 일도 없어졌기 때문입니다. 집안일을 서로에게 미루기보다는 즐거운 마음으로 다 같이 하면 좋지 않을까요?

돌아가고 싶은 집, 편히 쉴 수 있는 집, 에너지를 재충전할 수 있는 집으로 만들고 유지하는 능력이 가사입니다. 가사 능력이 있는 것과 없는 것 중 어느 쪽이 행복할까요? 아이들에게 가사 능력을 키워 주는 편이 좋다고 생각하지 않나요?

○― 집안일은 엄마 몫?

아직도 '집안일은 엄마 몫'이라고 생각할지도 모릅니다. 가족 일이 아니라 엄마 일로만 생각해도 괜찮습니다. 하지만 그런 인식이 앞으로 아이들이 꾸릴 가정에 어떤 영향을 미칠지 한번 생각해 보면 좋지 않을까요?

> ### 🔍 좋은 습관 가이드
> 아이는 집안일을 도우며 노동의 가치와 책임감을 배웁니다. 아이에게 적당한 집안일을 나누어 주세요.

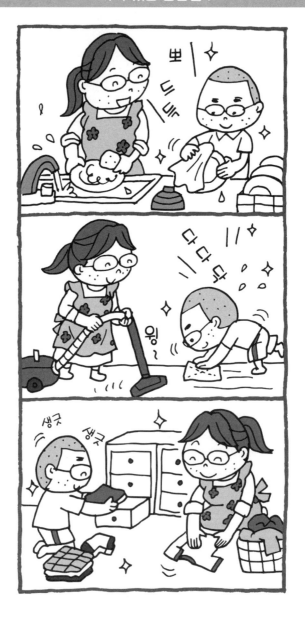

숙제를 끝내지 못하면
학교에 갈 수 없다고 생각한다

❍━ 완벽주의의 함정

숙제를 다 하지 못하면 학교에 갈 수 없다고 생각한 사람은 제 큰딸아이였습니다.

초등학교 3학년 때 일입니다. 늦은 밤, 잠잘 시간이 되었는데도 숙제를 다 끝내지 못했다며 책상 앞에 앉아 있었습니다. 물론 수면시간을 충분히 확보하는 것이 우선이기 때문에 안 자려는 아이를 억지로 재웠습니다. 그런데 자는 줄 알았던 딸아이는 이불 속에서 스탠드를 켜고는 몰래 숙제를 하고 있었습니다. 그 모습을 보고 혼을 내자 큰딸아이는 울면서 "숙제를 다 끝내지 못하면 학교에 못 간다 말이야."라고 말했습니다.

왜 숙제를 다 하지 못하면 학교에 갈 수 없다고 생각했을까요? 선생님이 이렇게 말했을 리는 없습니다. 숙제를 하는 것과 학교에 가는 것은 별개입니다. 숙제는 전체 수업 내용 중 극히 일부에 지나지 않습니다. 그 일부를 지나치게 확대해서 생각한 나머지 숙제를 다 끝내지 못했기 때문에 학교에 갈 수 없다고 말한 것입니다. 아직 판단 능력이 부족한 어린아이이기에 그냥 웃어넘길 수 있습니다.

하지만 어른이 되어도 어린아이와 같은 생각을 하는 사람이 의외로 많습니다. 예를 들면 영업 실적이 저조하면 회사를 쉬는 사람이 있습니다. 회사에 가지 않으면 영업 실적이 오를 수 없기 때문에 합리적인 판단이라고 할 수 없습니다. 어른스럽지 못한 생각이지만 그 판단을 중심으로 행동합니다.

도대체 어떤 사고 패턴을 갖고 있는 것일까요?

영업 실적은 좋을 때도 있고 나쁠 때도 있기 마련입니다. 자신의 노력이 부족했을 수도 있겠지만 그것만으로 영업 실적이 결정되지는 않습니다. 그런데도 실적이 나빠서는 안 된다거나 창피하다는 생각에 사로잡혀서 해야 할 일을 못 합니다. 완벽주의 성향이 있는 사람들의 특징이지요.

완벽주의 성향이 있는 사람들은 근면하기 때문에 자신의 능력을 향상시키기 위해서 끊임없이 노력해 성과를 이루어 냅니다. 반면에 사고 폭이 좁아 다양한 발상을 할 수 없기 때문에 행동의 선택지가 적을 때가 많습니다.

영업 실적이 낮을 뿐인데 '이제 나는 글렀어', '나는 실패자야'라고 비관하기 쉽습니다. 실적만으로 자신을 판단해 버리는 것이지요.

인간의 가치는 영업 실적만으로 결정되지 않습니다. 머리로는 알고 있으면서도 패배의식에서 좀처럼 벗어나지 못합니다. 전부가 아니면 아무것도 아니라는 직선적 사고에 빠져 있기 때문입니다.

◐─ 유능함은 세로축, 행복감은 가로축

인간의 성장과 성공을 유능함과 행복감, 이 두 가지 축으로 나누어 생각하면 완벽주의에서 벗어날 수 있습니다. 세로축을 '유능함'으로, 가로축을 '행복감'으로 설정하면 평면이 만들어집니다. 두 가지 축을 일과 가정으로 설정해도 상관없습니다. 평면 안에는 무수히 많은 좌표가 있어 유능함과 행복감을 단순 비교할 수 없기 때문에 완벽주의 함정에서 빠져나올 수 있습니다.

육아에도 이 두 축의 평면적 사고를 도입해 볼 수 있습니다.

육아는 대단히 어려운 일입니다. 아이 몸과 마음의 성장뿐만 아니라 학력이나 체력, 올바른 인성, 사회성 등을 키워 주는 것이 저절로 되는 일은 아닙니다.

부모와 아이 모두 힘들 때가 있습니다. 이때 하나의 요소만 보지 말고 전체로서 파악할 수 있다면 사고나 행동이 좁아지는 상황에서 벗어날 수 있습니다.

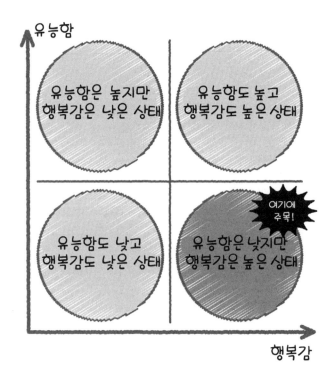

🔑 성적이 좋다고 행복한 것은 아닙니다

늘 행복이 넘치는 집에서 살고 싶지 않나요?

시험 성적과 행복이 반드시 정비례하지는 않습니다. 공부를 잘해야만 부모 사랑을 받는 것도 아닙니다. 부모는 아이의 존재 자체를 사랑하고, 아이는 부모에게 사랑받을 때 행복합니다.

부모가 할 역할은 아이가 행복감을 느끼게 하는 것입니다. 부모 사랑은 아이에게 활력을 불어넣어 줍니다.

"성적이 나쁘더라도 엄마, 아빠는 변함없이 너를 사랑해!"

"시험 성적이 어떻든 간에 행복할 수 있어!"

"영업 실적에 상관없이 행복한 삶을 살아야 해!"

아이에게 부모의 진심을 전해 주세요.

🔍 좋은 습관 가이드

숙제를 다 하지 못하더라도, 성적이 좋지 않더라도, 언제 어느 때든 행복해도 된다고 아이에게 말해 주세요.

성적이 좋으면
칭찬받고 싶어 한다

🔑 결과보다는 과정을 칭찬해 주세요

성적 이야기를 조금만 더 하겠습니다.

아이들은 성적이 좋으면 칭찬을 받고 싶어 합니다. 하지만 성적의 결과만 칭찬하는 것은 효과적인 칭찬이 아닙니다. 왜 그럴까요? 성적이 좋아서 칭찬하는 것이기 때문에 문제없다고 생각할 수도 있습니다.

물론 칭찬이 꼭 나쁜 것은 아닙니다. 하지만 성적에만 관심을 기울이지 않도록 주의해야 합니다. 학교는 공부를 가르치는 곳이므로 아이들 성적에 관심을 갖는 것은 어쩌면 당연합니다. 하지만 학교뿐만 아니라 가정에서도 아이 성적에만 지나치게 관심을 쏟고 있습니다.

그럼 가정에서는 아이 성적을 칭찬하면 안 될까요?

반드시 그렇지는 않습니다. 칭찬해도 괜찮습니다. 다만 성적 그 자체가 아니라 좋은 성적을 받기 위해 노력한 과정을 칭찬해야 합니다. 예를 들면 공부뿐만 아니라 동아리 활동도 열심히 하는 자세, 아침 일찍 일어나 공부하는 자세, 아이 스스로 알아서 공부하는 자세 등을 칭찬해야 합니다. 즉 성적이 좋든 나쁘든 상관없이 성적이라는 결과가 나오기까지 과정에 초점을 맞추세요.

좋은 성적이라는 결과에만 주목해 칭찬하면 결과만 좋으면 된다는 잘못된 메시지를 아이에게 전하게 됩니다. 잘못된 메시지를 전달받은 아이는 칭찬을 당연하게 받아들일 것입니다.

사실은 성적이 좋을 때는 그다지 칭찬할 필요가 없습니다. 성적이 좋다는 사실만으로도 충분히 기쁘기 때문입니다.

부모의 도움이 필요할 때는 아이가 실의에 빠졌을 때입니다. 열심히 했는데도 좋은 결과가 나오지 않을 때죠. 성적이 오르지 않거나 중요한 시험에 불합격하거나 운동 기록이 좋지 않을 때야말로 부모의 도움이 필요합니다.

아이가 열심히 했는데도 좋은 결과가 나오지 않으면 부모도 괴롭고 실망스러울 것입니다. 하지만 그런 마음을 극복하고 실의에 빠진 아이에게 다가가 따뜻한 말로 위로해 주고 격려해야 합니다.

좋은 성적을 칭찬하는 것보다 훨씬 어려운 일입니다. 결과를 중시하는 부모는 아이에게 버팀목이 되어 줄 수 없습니다. 아이가 좌절하고 절망할 때 도와주는 것이 진정으로 부모가 해야 할 역할입니다.

🔍 좋은 습관 가이드

칭찬할 때는 결과보다 열심히 노력한 과정에 주목해 주세요. 아이가 열심히 했는데도 좋은 결과가 나오지 않았다면 부모의 칭찬이 더욱 필요합니다. 아이에게 든든한 버팀목이 되어 주세요.

부모가
재촉해야 움직인다

O━ 재촉이 오히려 수동적인 아이를 만듭니다

"빨리 씻어라."

"그만 놀고 얼른 자라."

"친구들 기다리니까 서둘러라."

어린아이를 키우다 보면 이런 말들을 자주 하게 되지요.

아이가 어느 정도 컸는데도 다음과 같은 대화를 나누지 않는지 생각

해 보세요.

"시험 공부는 안 하니?"

"서두르지 않으면 학원에 늦겠다."

"상담 날짜 정했다고 선생님께 말씀드렸니?"

부모가 재촉해야 생각하고 행동하는 습관을 가진 아이들이 있습니다. 특별할 것 없는 습관에서 부모, 자식 간의 힘의 우열을 파악할 수 있나요? 부모가 우위에 있고 아이는 부모 말을 따르는 것처럼 보일지도 모르지만 실은 전혀 다릅니다. 아이가 부모를 이용하는 것이죠. 이런 사실을 알려 주면 대부분은 아이에게 "서둘러라.", "빨리 해라." 같은 말을 다시는 하지 않겠다고 다짐합니다.

아이는 부모가 시키는 대로만 하겠다고 선택한 것입니다. 스스로 하지 않겠다는 선택을 했다고도 볼 수 있습니다. 시키는 대로 했다는 변명 거리를 만들면서 실패한 책임도 부모에게 지우려는 것이죠.

부모가 아무 말도 하지 않는다면 어떻게 될까요? 그대로 놔두어도 괜찮을까요?

걱정이 되겠지요. 아이도 어떻게 해야 할지 몰라 막막해할지도 모릅니다. 하지만 부모는 스스로 알아서 하는 아이로 성장하기를 바랄 것입니다.

O—ㄱ "앞으로는 스스로 결정해서 행동해야 돼!"

그렇다면 가만히 지켜보아 주세요.

"앞으로는 빨리 하라는 말 안 할 테니까 스스로 결정해서 행동해야 돼!"라고 말해 주세요. 자신의 행동에 책임을 지는 아이로 키우는 부모가 되어 주세요.

실패하더라도 자신의 행동에 책임을 지는 아이로 성장하기를 바란다면 묵묵히 지켜보세요. 언제까지나 부모의 품 안에 있어서는 자립할 수 없습니다. 부모가 하는 말에 따라 생각하고 행동하는 수동적인 아이에서 탈출하도록 도와주세요.

Q 좋은 습관 가이드

아이 스스로 결정하게 해 주세요. 행동의 계기를 스스로 만들어야 독립적인 아이로 성장합니다.

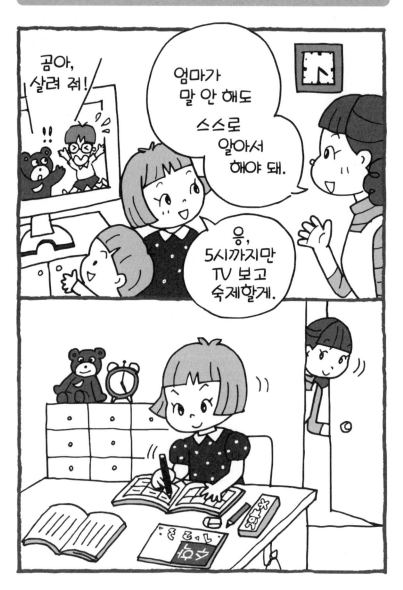

가족에게는 인사를
안 해도 된다고 생각한다

◎─ 인사를 하는 의미

아이가 가족에게는 인사할 필요가 없다고 생각하지 않나요?

가족이기 때문에 예의를 갖추지 않아도 된다거나, 내키지 않으면 인사하지 않아도 된다거나, 하든 안 하든 상관없다고 생각하지 않나요?

가족 이외의 사람들에게는 인사를 하나요? 아니면 다른 사람들에게도 인사를 하지 않나요?

인사는 왜 해야 하는 것일까요? 의미 없이 그저 습관적으로 해야 하는 것일까요? 단순히 예의를 갖춘 것일까요?

인사를 한다는 것은 상대방 존재를 인정한다는 의미입니다. 모르는 사람끼리 만나서 서로의 존재를 확인하는 행위입니다. 또 공동체 안에서 자신이 여기에 있다는 사실을 알린다.

상대방이 거기에 있다는 사실을 알고 있다.

자신이 상대방에게 악의를 가지고 있지 않다는 사실을 알린다.

상대방이 자신에게 악의가 없다는 사실을 알고 있다.

자신이 앞으로 뭘 하려고 하는지 알린다.

상대방이 앞으로 뭘 하려고 하는지 알고 있다.

인사란 이 같은 사실을 확인하는 행위입니다.

그렇다면 가족끼리는 인사를 나누지 않아도 괜찮을까요? 그럴 필요가 없을까요?

◯⊐ 인사를 하면 밝은 에너지가 발산됩니다

안녕히 주무셨어요! 그래 너도 잘 잤니?

다녀오겠습니다. 잘 갔다 와.

다녀왔습니다. 잘 갔다 왔니?

잘 먹겠습니다. 잘 먹었습니다.

안녕히 주무세요. 잘 자라.

인사란 듣기만 해도 기분 좋아지는 말입니다.

가족이기에 매일 인사하는 것이 좋다고 생각하지 않나요? 겨우 이 정도의 말을 주고받는데도 사랑과 배려와 밝은 에너지가 흘러넘칩니다. 혼자서 생활한다면 누군가와 인사를 주고받을 수 없습니다. "다녀오겠습니다."라고 인사해도 "잘 갔다 와."라고 말해 줄 상대가 없습니다.

가족은 고마운 존재입니다. 매일 얼굴을 마주하고 서로 존재를 확인하며 인사를 건네세요. 서로의 곁을 지켜 주는 가족에게 감사하는 마음으로 인사를 해 보세요. 서로의 건강을 확인할 수도 있습니다. 웃는 얼굴로 인사를 나누는 것만으로도 안심이 되고 행복하지 않나요?

사춘기를 겪고 있는 아이라면 부모에게 인사하는 것을 어색해할지도 모릅니다. 하지만 인사를 나누면 기분이 유쾌해지고 서로를 존중하게 됩니다. 이때는 아이가 인사하기를 기다리지 말고 먼저 인사를 건네주세요.

 좋은 습관 가이드
인사는 사람과 사람을 이어 주는 사랑의 에너지입니다. 아이에게 먼저 인사를 건네주세요.

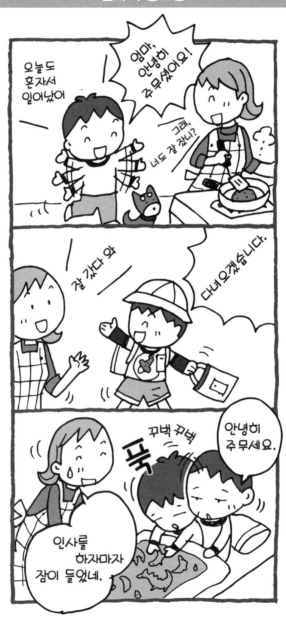

가족은 신경 쓸 필요가 없다고 생각한다

○— 가족에 대한 정의는 저마다 다릅니다

가족에 대한 정의만큼 저마다 다른 것은 없습니다. 이것은 나고 자란 지역이나 환경, 문화, 생활습관에 크게 영향을 받기 때문입니다. 같은 울타리 안에서 자라더라도 아들인지 딸인지에 따라서 달라지고, 자신이 몇 번째 아이인지에 따라서도 달라집니다.

또 다른 가족은 어떻게 사는지도 거의 알지 못합니다. 함께 사는 가족 구성원이 아닌 외부인은 알 수 없는 것들이 있기 마련입니다.

가족에 대한 생각이 저마다 다르다는 사실을 결혼하고 나서야 알았다는 이야기를 곧잘 듣곤 합니다. 전혀 다른 환경에서 자라난 사람끼리 결혼하기 때문에 서로에게 익숙해지기까지 시간이 걸리는 것도 당연합니다.

가족은 신경 쓰지 않아도 된다거나 아무렇게나 대해도 된다고 생각하는 사람이 의외로 많습니다. 다른 사람에게 신경을 쓰기 때문에 집에서만큼은 누구도 신경 쓰지 않고 편하게 쉬고 싶은 마음은 알겠지만, 신경을 써야 하는 상대가 바뀌었을지도 모릅니다.

가족이니까 함부로 말해도 된다거나 화가 나면 고함을 치고 폭력을 휘둘러도 된다고 생각하나요? 기분이 나쁘면 가족에게 분풀이를 해도 된다거나 가족과 한 약속은 지키지 않아도 된다고 생각하나요? 상대방 인격을 무시하는 막말을 사용해도 된다고 생각하나요?

가족이니까, 자신도 그런 대접을 받았으니까, 자신도 매를 맞으며 자랐으니까 아이를 때려도 된다고 생각하나요?

남에게는 절대로 하지 않을 행동과 말을 가족에게는 해도 상관없다고 생각하나요?

가족을 소중히 여기는 것이 나를 소중히 여기는 것

저는 가족이야말로 막 대해서는 안 되는 소중한 존재라고 생각합니다. 직장에서 함께 일하는 사람들, 지역에서 함께 활동하는 사람들, 전철을 함께 탄 사람들, 길거리에서 스쳐 지나가는 사람들까지 신경을 쓰는데

왜 가족은 막 대해도 된다고 생각할까요?

우리는 인생의 가장 긴 시간을 가족과 함께 보냅니다. 가족을 소중히 여기는 것이 곧 자신의 삶을 소중히 여기는 것입니다.

주위 사람들에게 신경을 쓰지 말라고 말하는 것이 아닙니다. 가족과 타인 중 어느 쪽이 더 중요한가 하면 단연코 가족입니다. 중요한 사람을 소중히 여기는 것은 자연스러운 일입니다.

아이들이 결혼할 때 가족을 소중히 여기는 사람과 함께하기를 바랍니다. 새로운 가족을 소중하게 여기는 아이로 자라기를 바랍니다. 험한 말을 하거나 폭력을 휘두르거나 무례한 행동을 하는 가족이 되지 않기를 바랍니다. 서로를 존중하고 소중히 여기는 가족이 더욱 많아지기를 바랍니다.

그러려면 지금 곁에 있는 가족부터 소중히 여겨야 합니다. 가족은 막 대해도 된다는 생각을 버리세요.

🔍 좋은 습관 가이드

가족이야말로 소중한 존재입니다. 아이 앞에서 가족끼리 서로 존중하는 모습을 보여 주세요.

어른이 된 여러분 아이는 어떤 회사에서, 어떤 가정에서, 어떤 사람과 함께 시간을 보낼까요? 다가올 미래와 그 미래를 살아갈 아이들의 모습을 두근거리는 마음으로 그려 보았나요?

아이들은 현재의 자신이 부족하고 모라자서 노력하는 것이 아니라 미래의 꿈을 이루기 위해 노력하는 것입니다. 자신의 현재를 부정해서는 긍정적인 에너지가 발산되지 않습니다.

육아와 집안일과 직장 일을 병행하느라 몸과 마음이 지쳐 터널 속에 갇힌 듯한 기분이 들 때는 일단 심호흡을 한 후 잠시 미래를 상상해 보세요.

지금 내 눈앞에 있는 아이는 미래의 유능한 인재가 될 것입니다. 그리고 미래의 인재를 키우고 있는 나 자신도 유익한 일을 하고 있는 인재입니다.

아이는 언젠가 어른이 될 것이고 이 사회의 인재로 살아갈 것입니다. 그때 주위 사람들에게 인정받고 도움이 되는 존재, 조직 속에서 가치 있는 일을 하는 존재가 되었으면 좋겠습니다.

어떤 진로를 선택하느냐는 아이들이 스스로 결정할 일이지만 어떤 길을 선택하든 성실하게 노력하고 함께 일하는 사람, 함께 생활하는 사람에게 감사하면서 각자가 선택한 길을 걸어갔으면 좋겠습니다.

마지막으로 이 책이 나오기까지 많은 도움을 주신 분들께 이 자리를 빌려 감사 말씀을 전합니다. 편집을 담당하신 나카오(中尾) 님, 아낌없이 조언해 주신 이토이(糸井) 님, 멋진 일러스트로 책을 더욱 빛내 주신 나가야마(中山) 님, 글이 잘 풀리지 않을 때 격려와 응원을 보내 주신 ㈜ 미래크리에이션(未来クリエイション)의 관계자 여러분께도 감사 말씀을 드립니다.

2017년 7월

다지마 에이코

부모라면
반드시 바꿔줘야 할
36가지
나쁜 습관

2018년 11월 14일 초판 1쇄 인쇄
2018년 11월 21일 초판 1쇄 발행

지은이 | 다지마 에이코
옮긴이 | 최말숙
펴낸이 | 이준원
펴낸곳 | (주)황금부엉이

주소 | 서울시 마포구 양화로 127 (서교동) 첨단빌딩 5층
전화 | 02-338-9151
팩스 | 02-338-9155
인터넷 홈페이지 | www.goldenowl.co.kr
출판등록 | 2002년 10월 30일 제 10-2494호

본부장 | 홍종훈
편집 | 이소현
본문디자인 | 윤선미
전략마케팅 | 구본철, 차정욱, 나진호, 이동후, 강호묵
제작 | 김유석

ISBN 978-89-6030-513-7 13510

황금부엉이에서 출간하고 싶은 원고가 있으신가요? 생각해보신 책의 제목(가제), 내용에 대한 소개,
간단한 자기소개, 연락처를 book@goldenowl.co.kr 메일로 보내주세요. 집필하신 원고가 있다면
원고의 일부 또는 전체를 함께 보내주시면 더욱 좋습니다. 책의 집필이 아닌 기획안을 제안해 주셔
도 좋습니다. 보내주신 분이 저 자신이라는 마음으로 정성을 다해 검토하겠습니다.